《本草纲目》里的博物学

繁花与果实

余军 ◎ 编著

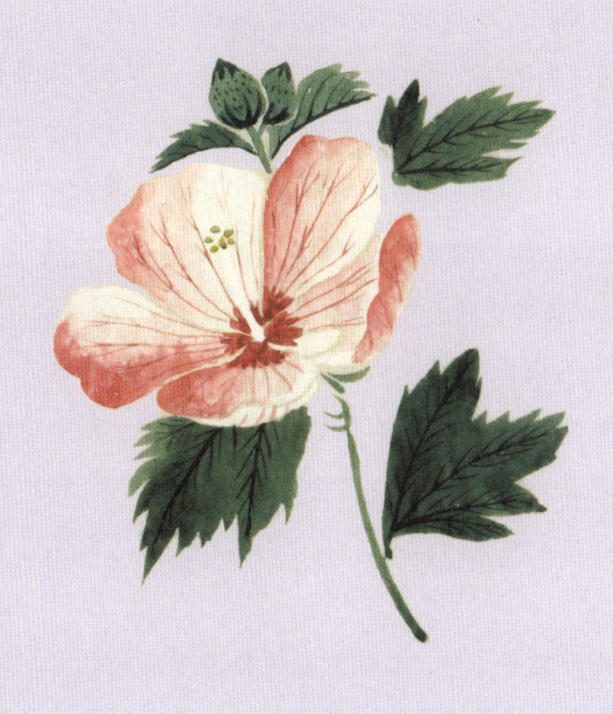

贵州科技出版社
·贵阳·

序

在浩渺的文化长河中，中医药学以其独特的哲学智慧、系统的理论体系和卓越的医疗效果，犹如一颗璀璨的明珠，闪烁着源自东方的特有光芒。它不仅承载着古代先知对自然界的深刻洞察，而且凝聚了中华民族的精神智慧。然而，如何将这数千年的智慧结晶以更贴近现代社会（特别是贴近年轻一代）的方式呈现出来，成为普及中医药学的重要挑战。面对这一挑战，我有幸读到这本创新而富有见地的《〈本草纲目〉里的博物学》。

还未看到《〈本草纲目〉里的博物学》时，就听说这套书是普及中医药学和博物学知识的图书，我便产生了强烈的阅读兴趣，很想看看怎么把内容庞杂的《本草纲目》做成适合大众阅读的图书。

接到样稿简单翻阅后，我的疑问便消失了，这并不是一套完全抄录《本草纲目》原文的图书，而是在《本草纲目》中医药学知识的基础上，重新编纂的一套兼具中医药学和博物学知识的读物。不得不说，这种将古代优秀的传统文化用现代创意进行编辑的想法是很好的，既能传承中华民族几千年来的优秀传统文化，又能让这些难懂的传统文化焕发出全新的生命力。

这套书里面的中医药学知识是经过拣选后重新编辑的，内容简单、直白，筛去了一些模棱两可的内容，保留的都是现代生活中能接触到、能理解的内容。除中医药学知识之外，这套书还加入了许多博物学知识，很好地扩展了《本草纲目》原本的内容，让读者从更全面的角度去了解那些植物与动物。

相比知识类的文字介绍，五颜六色的插图可能更吸引人。作为一种辅助阅读的内容，精美的插图能更直观地展示出各条目的具体形象，让读者清晰地了解《本草纲目》中提到的各类药材究竟长什么样。这对于那些较少接触大自然的读者来说是大有裨益的。读者在外出踏青、游玩时，对照着书中的内容，寻找一下山林之中的"本草"，也是别有一番趣味的。

整体读下来，能看出创作者在这套书中的良苦用心。把《本草纲目》这种内容丰富、条目庞杂的古代典籍做成现代读物，本就不是一件容易的事，许多细小的知识点都需要翻阅很多资料去核对、辨析。作为一套知识普及读物，知识点的准确性更是要加倍注意，创作者付出的辛苦可想而知。

《〈本草纲目〉里的博物学》以其独特且深入浅出的方式，使我们有机会重新审视和欣赏中医药学的博大精深。这套书不仅超越了传统科普读物的范畴，还将历史与未来、传统与创新相融合。我相信，这套书的出版将为中医药学的传承与创新注入源源不断的活力，激发更多的年轻人深入探索这门学问，从而推动中医药学的繁荣与发展。

很高兴能阅读这套书。欣喜之余，也期待能有更多的读者通过这套书了解《本草纲目》，了解中医药学，了解中国几千年的优秀传统文化。希望有更多的读者能够加入传承中华优秀传统文化的队伍，国家的非物质文化遗产需要更多年轻人来传承。

北京市中医管理局原副局长
北京同仁堂中医医院原院长

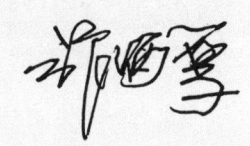

前　言

　　现在算起来，我已经在中医临床研究的道路上探索了30多年。一路走来，如果说哪本中医典籍让我最感兴趣，那非《本草纲目》莫属了。

　　对出生于中医世家的我来说，读中医典籍就像读漫画书一样有趣。在走上工作岗位后，20多年来我一直从事临床中医骨伤保健工作。虽然工作上的事情比较多，但一有时间我仍会拿起几本中医典籍翻阅，《本草纲目》算是其中最为特别的一本。

　　《本草纲目》就像是一本中医药学、博物学的知识百科大全集，内容之丰富，简直无法形容。学过专业中医药学知识的人阅读这本书是比较轻松的，但对于大多数没接触过中医药学知识的人来说，这部"百科全书"就有点儿难懂了，说它是有字的"天书"也不为过。

　　我第一次接触《本草纲目》时就觉得它的内容太过庞杂，即使后来走上工作岗位后再翻阅这本书，也还是会有同样的感受。于是我就在想，是不是可以用其他的形式把《本草纲目》的丰富内容重新呈现出来，让对中医药学感兴趣的读者也能读懂这部"百科全书"呢？

　　一番思考后，我以"删繁就简，古为今用"为原则，着手对《本草纲目》的内容进行筛选，并以类目分册的形式，将同类内容归入一册，最终完成了这套条理清晰、易读易懂的《〈本草纲目〉里的博物学》。

　　本套书共有6册，分别为《〈本草纲目〉里的博物学：芊草与奇珍》《〈本草纲目〉里的博物学：繁花与果实》《〈本草纲目〉里的博物学：蔬菜与稻谷》《〈本草纲目〉里的博物学：乔木与灌木》《〈本草纲目〉里的博物学：鱼贝与珍灵》《〈本草纲目〉里的博物学：猛兽与家禽》，基本囊括了《本草

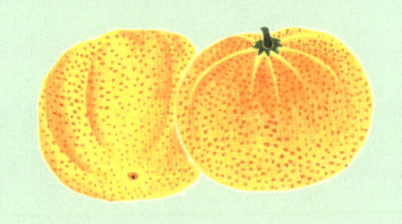

纲目》原书中的大多数内容。

　　为了更贴近普通大众的阅读习惯，我还在正文之外增加了一些辅助阅读的内容，如条目知识科普等。这些内容的添加，使得本书的知识范围进一步拓展，不再局限于仅介绍本草的药用价值，而是全面介绍本草的特征、形态、习性等，让读者能够更为全面地学习其中的博物学知识。在此一提，书中各条目内容均为科普讲解，现部分条目已被禁止使用。同时，书中故事皆为神话传说，读者若有类似病症请勿自行效仿用药，务必及时就医。

　　本套书还为每一个条目绘制了精美的插画，更为直观地展示了各条目的具体形象，读者可以从中找到"鹳与鹤的区别"，发现"柑与橘的差异"，了解各类植物与动物的具体特征。

　　《本草纲目》内容广博，囊括了许多与人们生活息息相关的中医药学常识，这也是其流传千年而热度不减的重要原因。到了现代，《本草纲目》已经走出那些中医药学家的书柜，走进了千家万户。

　　作为中医典籍中的璀璨瑰宝，《本草纲目》深刻影响了中医药学的发展，如今，随着博物学在国内的兴起，它的博物学价值也进一步凸显。希望这套《〈本草纲目〉里的博物学》能够为读者打开博物学的大门，帮助读者更好地了解神秘的自然，了解先辈留下来的优秀传统文化。

余　军
2024 年 11 月 22 日

第五章　山果：长在山中的果实 —— 059

第六章　瓜果：酸甜爽口的瓜果 —— 087

第七章　水果：长在水边的果实 —— 109

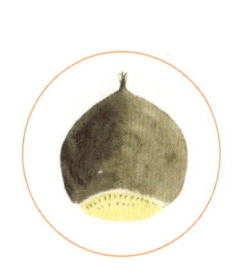

第八章　味果：带来别样味道的果实 —— 117

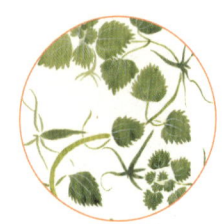

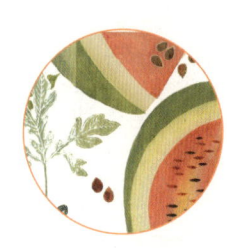

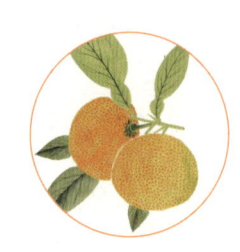

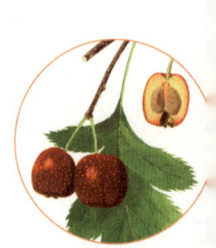

目 录

第一章　树花：高高的树、艳丽的花 —— 001

第二章　盆花：种为盆景的花 —— 017

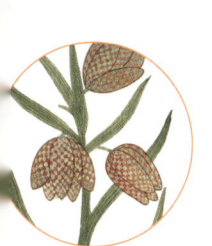

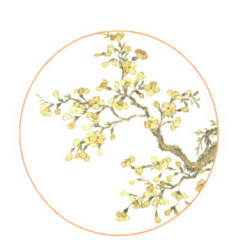

第三章　枝花：枝条纤细的花 —— 037

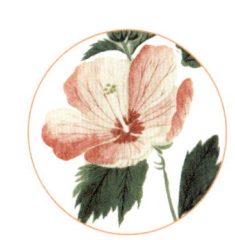

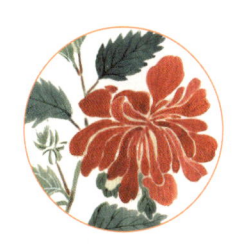

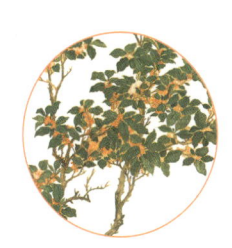

第四章　叶花：叶片肥厚的花 —— 049

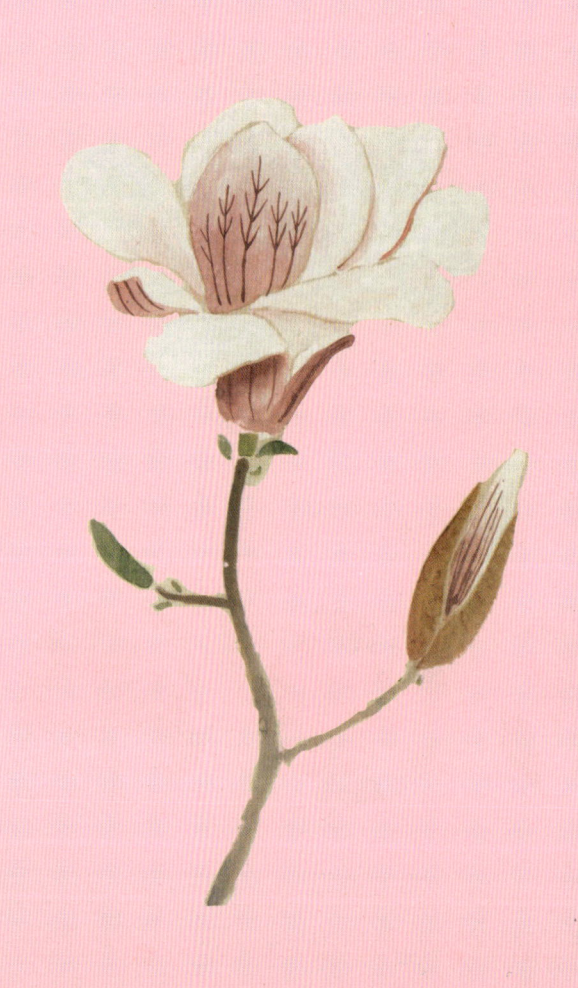

第一章

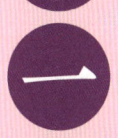

树花：高高的树、艳丽的花

月桂

月桂树下赏月亮

别名 桂冠树、月桂冠
分类 樟科，月桂属
习性 喜温暖、喜湿润，惧涝
功效 温润化痰

相传很久以前，有一个勤奋、孝顺的少年，名为吴刚。有一年，吴刚的家乡暴发了一场流行病，死了好多人，吴刚的母亲也不幸染病。人们都说这病治不好，但吴刚不信，坚持每天上山采药救母。

农历八月十四那天，天上的一位仙子到人间游玩，回天宫时恰好看到正在悬崖峭壁上挣扎的吴刚，便发善心将其救下，又问及吴刚出现在悬崖的缘由。吴刚不知其是仙人，只是将乡亲们和母亲患病的事如实相告。仙子听后，深深地被吴刚的孝心打动，晚上便托梦给吴刚，说月宫中有一棵叫作月桂的树，开着黄色的小花，用这种花泡水喝即可治疗那种流行病。每到农历八月十五的晚上，月宫就会向人间放下天梯，天梯的位置正是吴刚白天所在的山顶，到时他便可沿天梯到月宫采摘月桂花。

吴刚梦醒，收拾了些应急物品，告别母亲后就上路了。当他走到山顶时，天梯恰好落了下来，他深吸一口气就开始向上爬。不知爬了多久，吴刚腰酸背

月桂，又名桂冠树、月桂冠，为樟科月桂属常绿灌木或小乔木，其开的花就是月桂花。全株高可至12米；树皮黑褐色，小枝有细纹；叶呈长圆形，上面暗绿色，下面淡绿色；花期一般为3—5月，花雌雄异株，黄绿色或淡黄色，香气宜人；浆果呈卵珠形，成熟时暗紫色。

月桂喜欢温暖、湿润的环境，喜光而稍耐阴，不耐盐碱，怕淹涝，在我国台湾、浙江、福建、云南等地有种植。

痛，手脚发麻，眼看就要坚持不住了，忽然发觉眼前一亮，仔细一看已经到了月宫。

吴刚找到月桂，将上面的小花一朵朵轻轻地摘下来。但这样实在太慢了，于是他就爬到树上拼命地摇动枝干，月桂花纷纷扬扬地落下，有的直接落到了人间。乡亲们和吴刚母亲都去接天上飘下的月桂花，回到家后将其泡水喝下，病就都好了。

吴刚上月宫的事还是被玉帝知道了。见了玉帝后，吴刚未先道谢就提出要把月桂带到人间的请求，玉帝便有些生气地说道："你要是能砍断，你就拿去吧。"吴刚听后欣喜若狂，却不知那月桂早已被玉帝施了法，他砍一刀便长回一刀。就这样，他留在月宫中砍树，从那时一直砍到现在。

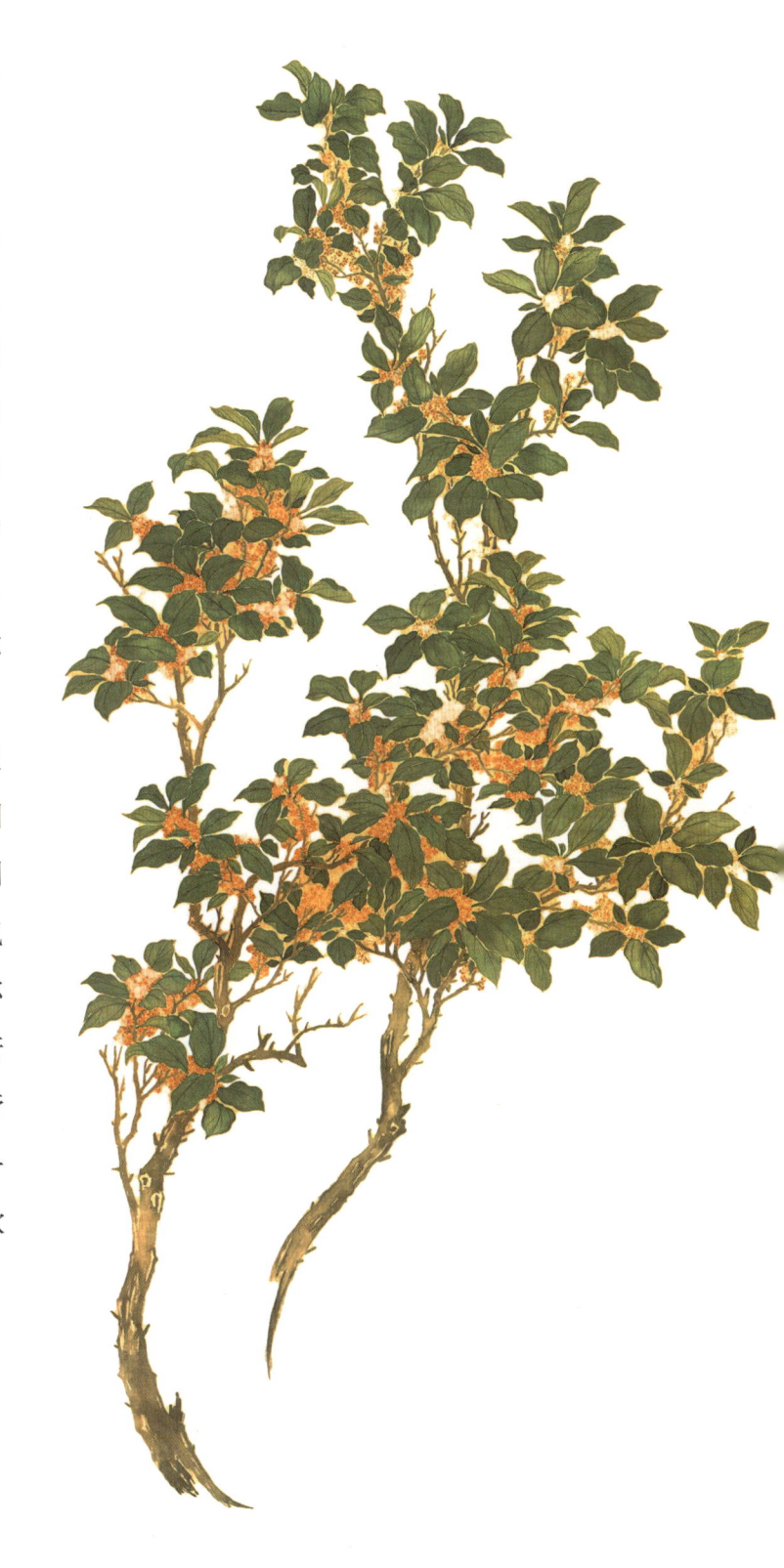

木兰

纯洁无瑕的木兰花

别名	木兰花、辛夷（yí）
分类	木兰科、木兰属
习性	喜光，惧盐碱，不耐旱
功效	止血，除疮（chuāng）

古时候，庐山边上住着两户关系极好的人家，一家姓墨，一家姓萧。墨家有一女名为墨兰，萧家有一子名为萧木。墨兰和萧木从小一块儿长大，感情深厚。

转眼，两个孩子都长大成人，两家父母也开始商量准备他们的婚事。很快，一切打点妥当，嫁妆和聘礼都置办好了，日子也选定了，两家人就等着成亲那天的到来。

然而，天有不测风云。一天，萧木带着墨兰到城里玩时，碰到了外出打猎的王府少爷。那少爷仗着家里的势力，常常做坏事。他看到墨兰生得花容月貌，不禁心生歹意，便差人将萧木打了一顿，把墨兰带回了王府。晚上，萧木趁着月色溜进王府，想带着墨兰逃跑，不料被人发现。两人跑到一处悬崖，那少爷见两人宁死不从，非常生气，竟逼得两人双双跳崖。

后来，两家的父母将两人葬在了悬崖边的山林里。第二年，萧木和墨兰的坟前竟长出了一棵奇异的

木兰，又名木兰花、辛夷，为木兰科木兰属落叶乔木。全株高2～5米，树冠广而阔；树皮粗糙，深灰色，小枝灰褐色；叶呈倒卵形、倒卵状椭圆形；花期3—5月，花直挺，先于叶开放，花香扑鼻，一般外部为紫红色，内部为白色，近些年也有其他颜色的在培育。

木兰属于向阳植物，喜光且较耐寒，喜湿但不耐涝，不耐干旱和盐碱，适宜生长在湿润而排水良好的砂质土壤中，在我国各地均有种植。

树，开了一树的花，那花外面是紫红色，内里是白色，就像常穿紫衣的萧木拥着喜爱白衫的墨兰一样。两家的父母都觉得这树是两个苦命孩子的化身，便把那花叫作"木兰"。

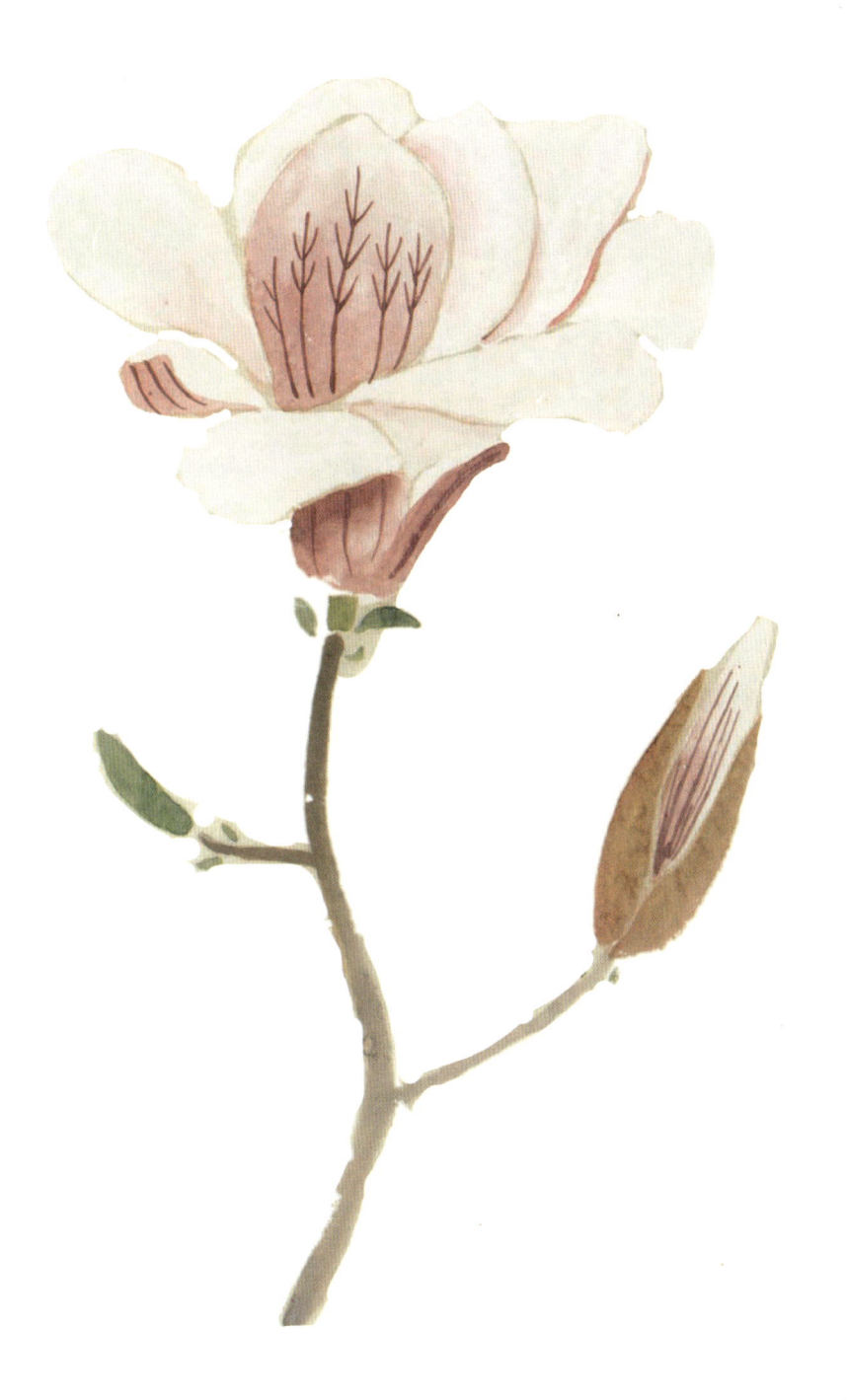

丁香蒲桃

阵阵香传来

别名 公丁香、丁子香
分类 桃金娘科，蒲桃属
习性 喜温暖、喜潮湿
功效 温中降逆，散寒止痛

相传，古时候有一个皇帝，十分爱吃生冷的食物，因此肠胃受损。一天晚上，皇帝突然上吐下泻，腹痛难忍。太医诊断后不知病因，也不敢妄断开药。皇帝便让人到民间广贴榜文，招募良医。

然而，一段时间过去了，应诏者寥寥无几，且都无计可施。一天，有一个穿着破烂的郎中揭了榜文。郎中只粗略地看了皇帝几眼，就道出了病因："皇上常吃生冷之物，伤了脾胃。这病并不难治，只需将丁香花制成的香囊挂在宫殿内，数日后龙体即可痊愈。"宫人遵照嘱咐行事，果然不久后，皇帝的病就好了。一日，皇帝安睡入梦，梦到那位郎中竟是"八仙"之一的蓝采和所变。蓝采和告诉皇帝，因其关心百姓疾苦、勤于政事，所以特来相救，望其以后仍勤政爱民。皇帝应允，此后更加励精图治，成为一代明君。

丁香蒲桃，又名公丁香、丁子香，为桃金娘科蒲桃属植物。花冠呈圆球形，有4片花瓣，颜色为棕褐色至褐黄色，花瓣内有雄蕊和花柱，萼（è）筒呈圆柱状，略扁，有的稍弯曲，颜色为红棕色或棕褐色；其入药部分是干燥的花蕾，略呈研棒状，长1~2厘米，通常在9月至次年3月花蕾由绿色转红色时采收。

丁香蒲桃是热带植物，喜欢阳光充足且温暖、湿润的环境，在我国广东、海南等地有种植。

第一章　树花：高高的树、艳丽的花

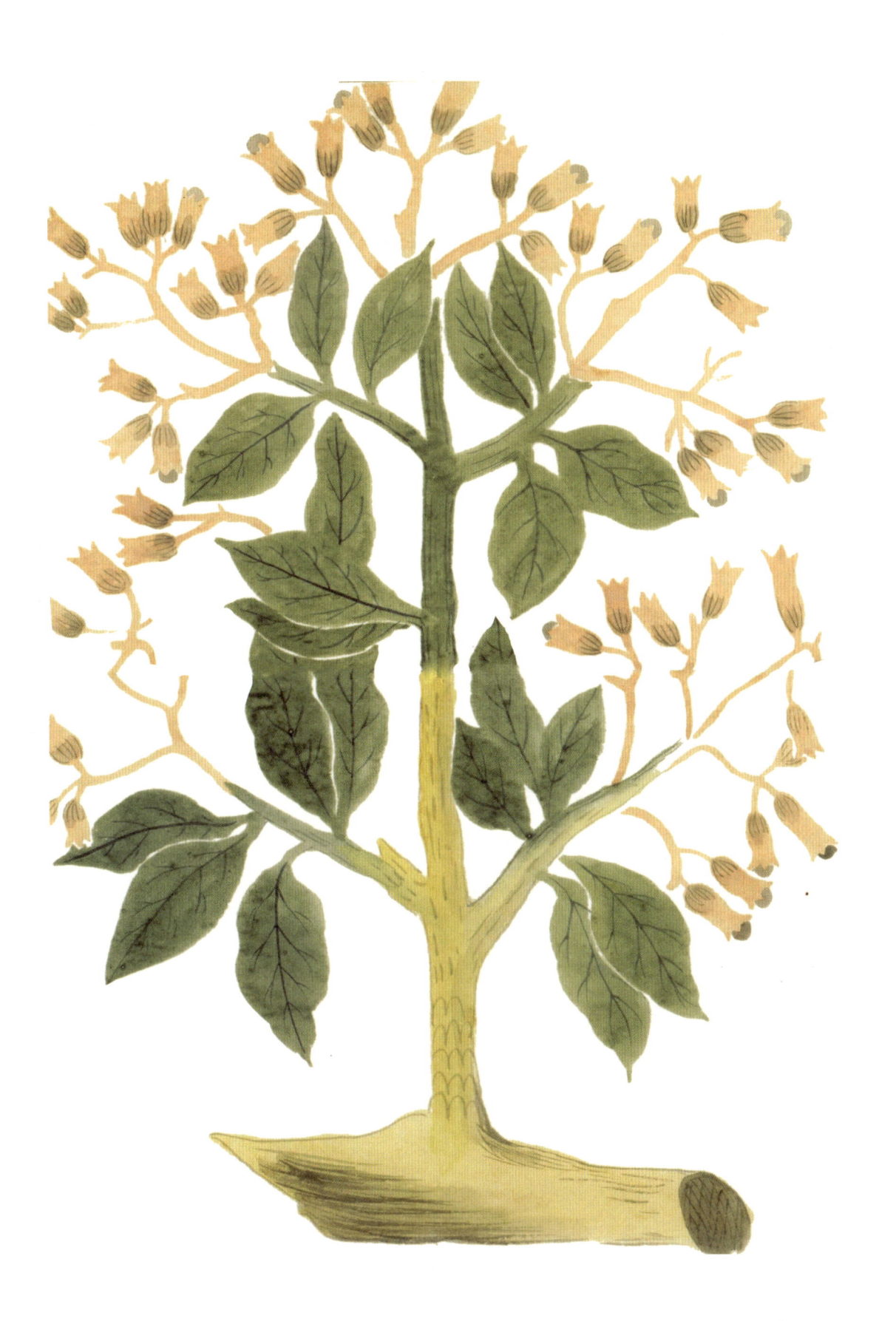

合欢

高大的合欢树,小小的合欢花

别名 马缨(yīng)花、绒花树、青棠
分类 豆科,合欢属
习性 喜温暖、喜湿润、耐严寒、耐旱瘠
功效 润肺,活络止痛

很久以前,合欢树叫"苦情树",也不开花。

当时,有个秀才名叫圣浩,其妻名为粉绛,两人在苦情树下结缘。圣浩寒窗苦读十余载,粉绛终日照顾其饮食起居。日子一天天过去,终于到了圣浩进京赶考的日子。临行前,圣浩为感谢娘子,买了一把扇子作为礼物送给她。粉绛欢喜,将扇子视为珍宝,又指着屋前的苦情树对夫君嘱咐道:"夫君此去,必能高中,只是京城乱花迷眼,切莫忘了回家的路!"圣浩应诺。

圣浩走后,粉绛日日拿着扇子在家等候。然而,昼尽夜至,春去秋来,四季轮回,粉绛等了一年又一年,青丝变白发,也没等到丈夫归来的身影。粉绛在大限将至时,拖着虚弱的病体来到见证了她与丈夫爱情的苦情树前,声嘶力竭地喊道:"若夫君变心,此后便让这苦

合欢,又名马缨花、绒花树、青棠,为豆科合欢属落叶乔木。全株高可达15米;树干黑灰色,嫩枝有绒毛或短柔毛;小叶呈线形至长圆形;花期一般为6—7月,花白色至粉红色,花丝细长。

合欢喜温暖、喜光,耐旱、抗寒但不耐水涝,耐瘠薄和轻度盐碱,对土壤适应性强,在我国南北方均有分布。

情树开花,我为花,夫为叶,花不落,叶不老,一生不同心,世世夜欢合!"说罢,气绝身亡。

粉绛死后的第二年,苦情树果然开了花,花色粉红,形似一把小扇子。花晨开暮落,叶也随着花晨展暮合。人们都说这花是拿着扇子的粉绛的化身,就把那花叫作"合欢花",苦情树也就变成了合欢树。

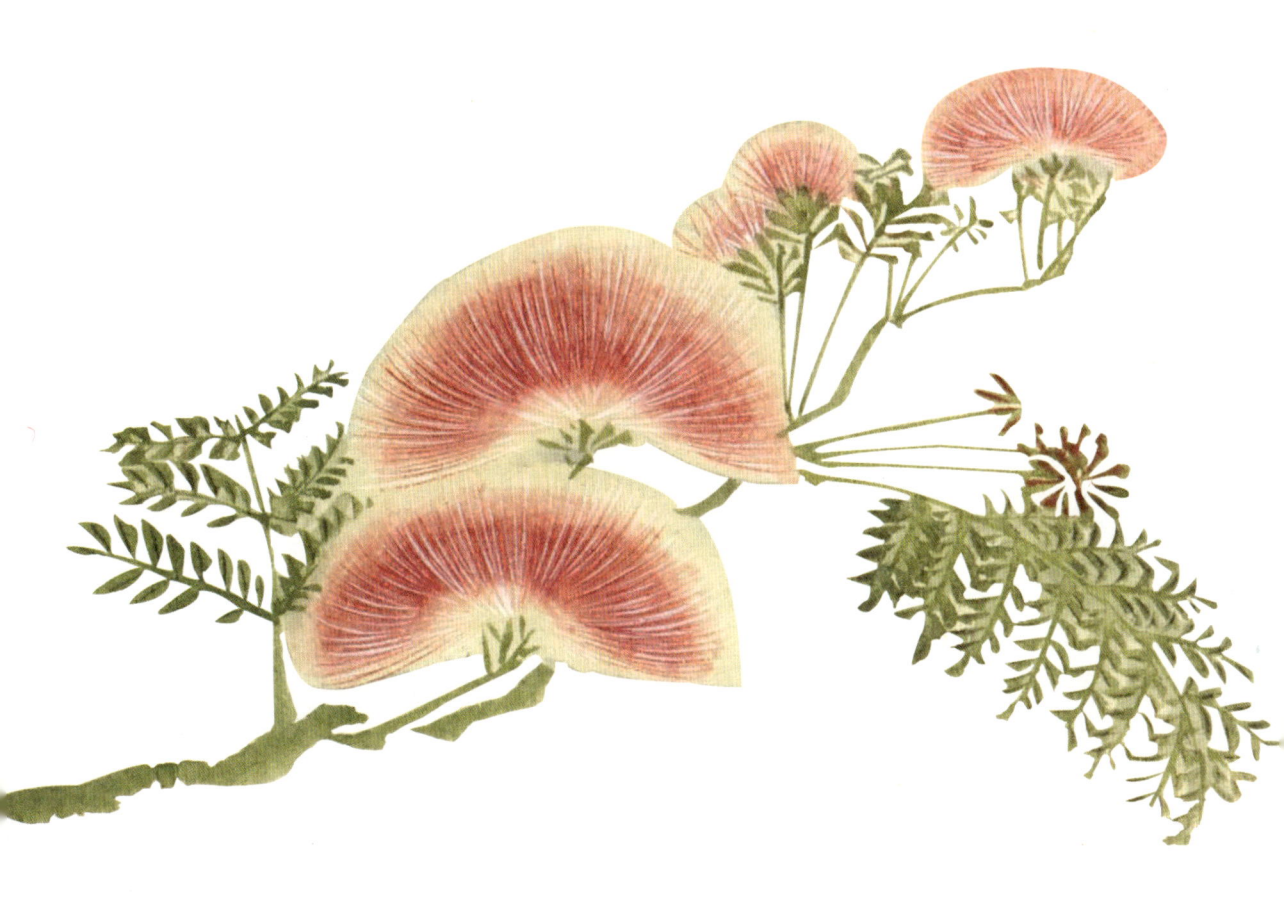

郁李

郁李树开出一串串花

别名 秧李、爵梅、夫移
分类 蔷薇科，李属
习性 喜光、喜温暖、喜湿润
功效 化痰，利便

相传，古时候有一个名叫郁李的歌姬，对有才华之人颇为欣赏。当时，有一个叫作李子槐的书生，特别擅长诗词歌赋，郁李非常喜欢他的诗，进而对其一往情深。

李子槐穷困潦倒，身无长物，但郁李毫不在乎，不仅供其吃穿，还为他买书，并请名师指点他，后来还以身相许嫁给他为妻，悉心照顾他多年。

孰料，李子槐进京赶考高中状元后却忘恩负义，要与郁李和离。郁李苦苦哀求，李子槐毫不动容，拂袖而去。

面对心爱之人的无情，郁李痛苦不已，万念俱灰，最终积郁成疾，离开了人世。郁李的朋友知道此事后，哀其不幸，将其葬在了凤凰山上。后来有一年，郁李的坟旁突然长出了一棵开满粉白色花朵的树，花瓣雪白如云，花蕾如桃红色的宝石，清雅秀丽，芳香无比。人们就把那树叫作郁李，花即郁李花。

郁李，又名秧李、爵梅、夫移，为蔷薇科李属落叶小灌木，是我国园林中重要的观花、观果树种。全株高1米以上，往往簇生成丛；小枝灰褐色，嫩枝绿色或绿褐色；花期3—4月，花通常1~3朵簇生，花叶同放或叶先开放，花瓣白色或粉红色，呈倒卵状椭圆形，花蕾桃红色。

郁李喜光，耐旱，适应性强，对土壤要求不严，常见于路旁灌丛中、山坡林缘，适宜种植在山石旁、建筑前等处，在我国主要分布于黑龙江、吉林、河北、浙江等地。

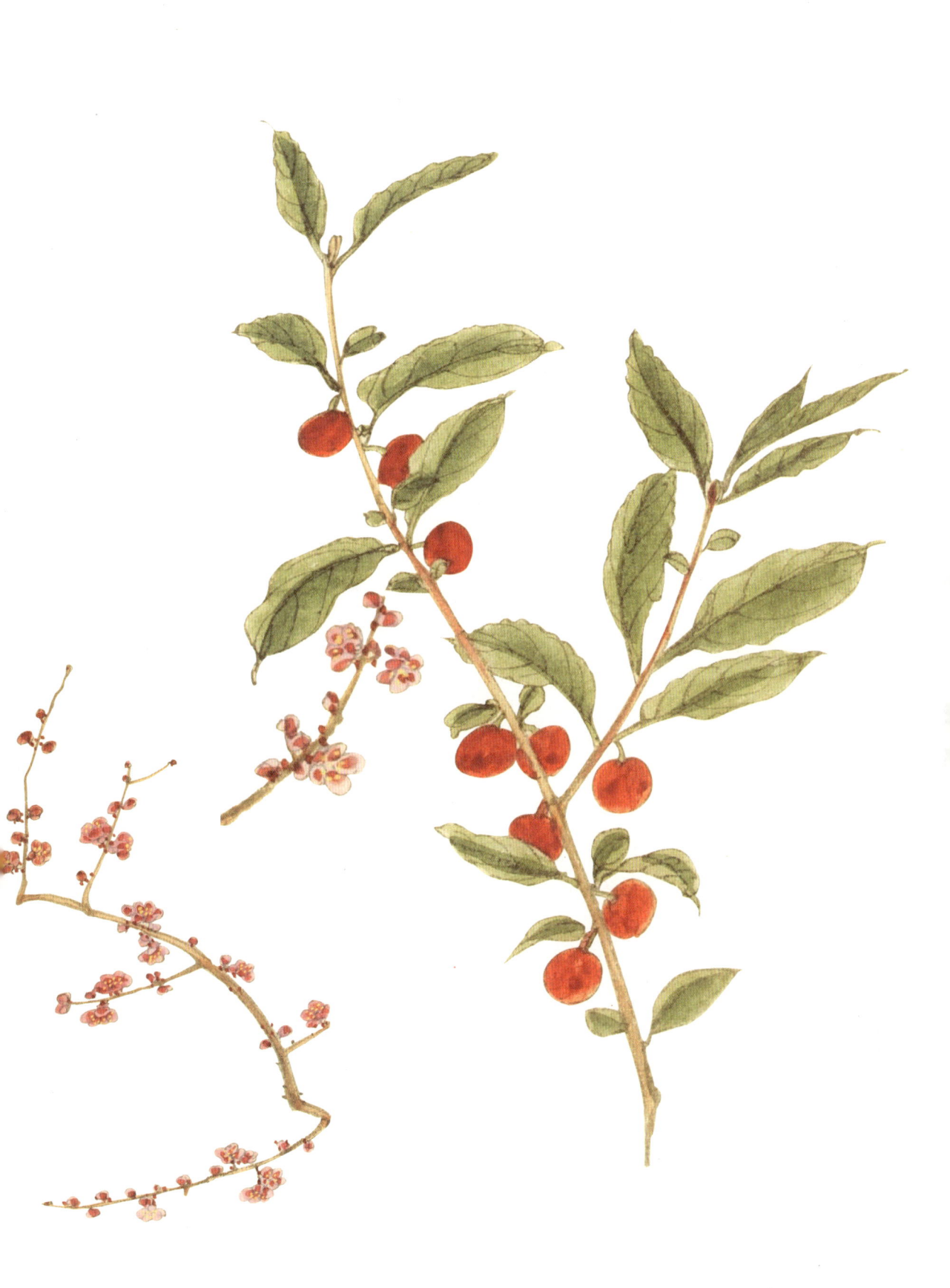

第一章 树花：高高的树、艳丽的花 | 011

紫荆（jīng）
春风拂来，紫荆花开

别名 裸枝树、紫珠
分类 豆科，紫荆属
习性 喜肥，喜光，耐寒，惧涝
功效 去疮，祛（qū）风解毒，消肿

相传，紫荆本叫乌桑，是天上的神树。

在天宫众多品种的树中，王母最喜欢乌桑，因为它的花能驻颜、美发，根能益寿延年。天宫众多的仙女中，王母最信任的就是紫荆仙子，因为她不仅心灵手巧，还善解人意。因此，王母将乌桑交给紫荆仙子管护。

有一天，紫荆仙子下凡为王母办事时偶遇了一位名叫洛菱的少年。两人坠入爱河，而后紫荆仙子私自下凡与洛菱结为百年之好。王母知道后怒火中烧，亲自将紫荆仙子抓回天庭关了起来。不久后，王母怒气消减了些，又念起紫荆仙子的好，便让其继续管护乌桑，还特许她每年在乌桑花落时与洛菱相见。

时间匆匆而过，又到了一年乌桑花落时，紫荆仙子终于又和洛菱见面了。两人拥抱在一起，似有千言万语，但又不知道从何说起。洛菱诉说完对紫荆仙子的思念后，提到了家乡出现的疾病。他告诉紫荆仙子，乡亲们得了一种怪病，全身瘙（sào）痒，头

紫荆，又名裸枝树、紫珠，为豆科紫荆属落叶乔木或灌木，丛生或单生。全株高2~5米；树皮和小枝均为灰白色；叶近圆形或三角状圆形；花期4~5月，花成束簇生于老枝和主干，每束2~10朵，花通常先于叶开放，紫红色或粉红色。

紫荆喜光，稍耐阴，较耐寒，不耐湿，是温带树种，多见于屋旁、路边，密林中也有少数，在我国各地均有分布。

发干枯，所有郎中都无计可施，村里已经乱成了一团。紫荆仙子听后，想到了自己管护的乌桑，心想：何不把乌桑种子遍撒人间，造福百姓呢？于是，她偷偷取了些乌桑种子交给洛菱，并告诉他乌桑花、叶、根的效用，让他回去种植，待其长大后用来治疗乡亲们的病。

洛菱依照紫荆仙子的话，回去将种子分给乡亲们，又带领大家一块儿种植。乌桑开花后，洛菱让大家摘了叶和花泡在水里，再用这水沐浴。沐浴几次后，乡亲们的病果然好了。为了感谢这位美丽、善良的紫荆仙子，他们就将乌桑改名为"紫荆"。

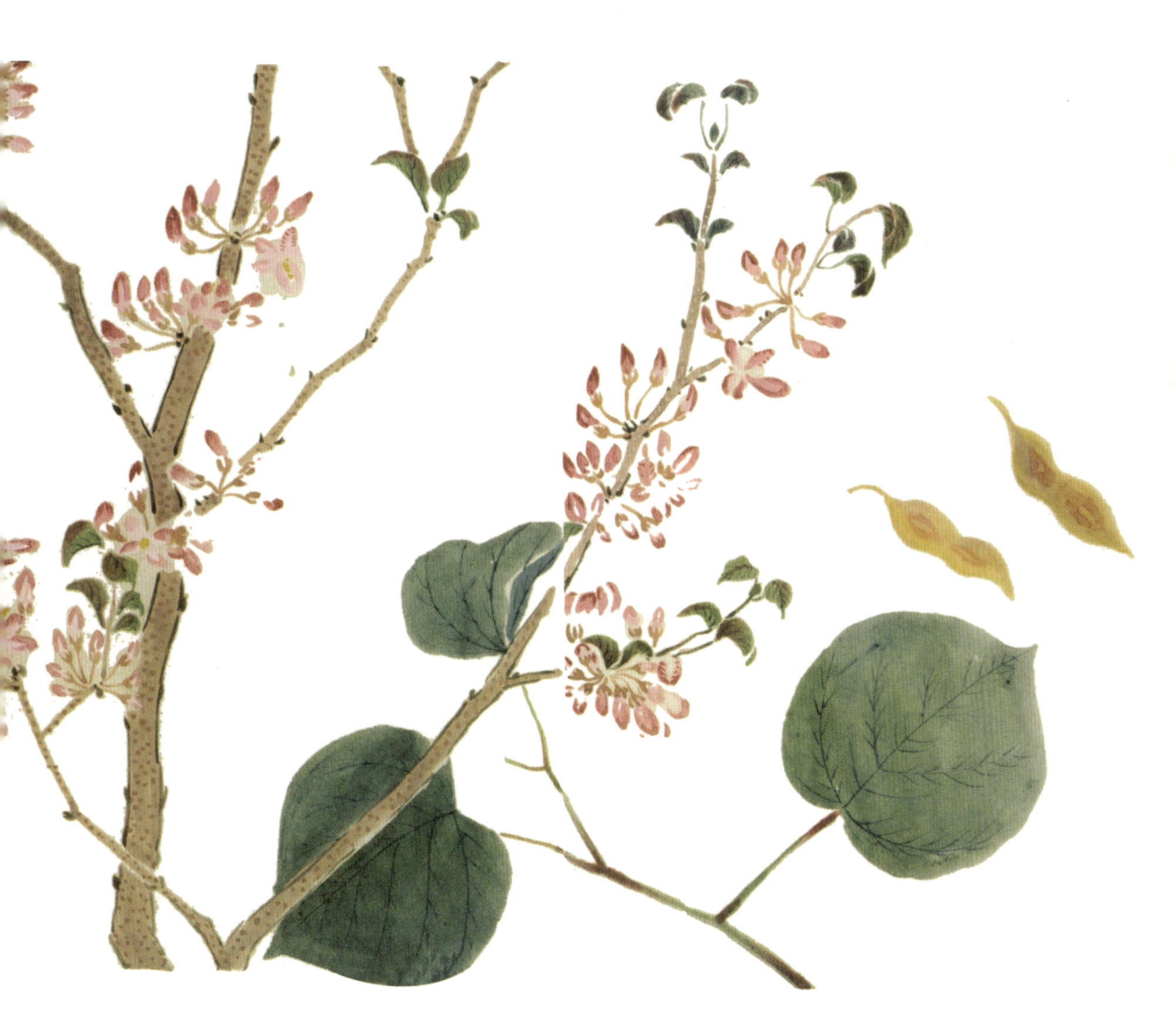

木芙蓉

一天三变色的木芙蓉花

别名	芙蓉花、木莲花、拒霜花
分类	锦葵科，木槿属
习性	喜温暖、喜湿润，不耐寒，忌干旱，耐水湿
功效	明目，清热解毒，止血

古时候，锦江边上住着一个美丽的姑娘，名叫芙蓉。芙蓉常去江边淘米。一次，她在淘米时看到一只金鱼正躺在岸边奄奄一息，就将它救起放回了江中。从那之后，芙蓉每次来淘米，那金鱼就在她面前游来游去，似在和她嬉戏。时间一长，芙蓉对这金鱼产生了浓厚的感情，一天不见总觉得少些什么。

后来，金鱼突然消失了几天，芙蓉也跟着担心了几天。金鱼再出现时，浑身都是伤痕，而且还开口说话了。它告诉芙蓉，这锦江底下有一条黑龙，当初自己就是被黑龙打上了岸，幸得芙蓉相救。如今那黑龙又要作恶，自己和它连战数日，抵挡不过，受了重伤，命不久矣，特来告知芙蓉赶快逃命。说罢，它将自己的一片金鳞拔下赠予芙蓉，告诉她危险时可用。

芙蓉回到村里将这一消息告诉了乡亲们，让他们撤离到安全的地方。芙蓉知道黑龙是不会善罢甘休的，就拿着金鳞只身一人去了江边，要与黑龙决一死战。村里几个小伙子知道后，也跟着芙蓉一起，要

木芙蓉，又名芙蓉花、木莲花、拒霜花，为锦葵科木槿属落叶小乔木或灌木。全株高一般在2~5米；小枝有细棉毛；叶呈心形或宽卵形；花期较长，一般在8—10月，花初开时为白色或淡红色，后变为深红色，花瓣近圆形，有毛。

木芙蓉喜欢温暖、湿润的环境，喜光，稍耐阴，不耐寒和旱，对土壤要求不严，原产于我国湖南，目前在我国各地均有种植。

助她一臂之力。黑龙知道是芙蓉泄了密，早就想报复，不停向芙蓉扑去。最后，在几人的合力围攻下，再加上金鳞的威力，黑龙终于被杀死了，但芙蓉也因伤势过重牺牲了。芙蓉的鲜血流至江中，化作了朵朵绚烂的红花。人们为了纪念这个勇敢、善良的姑娘，就给这些花起名为"芙蓉"。

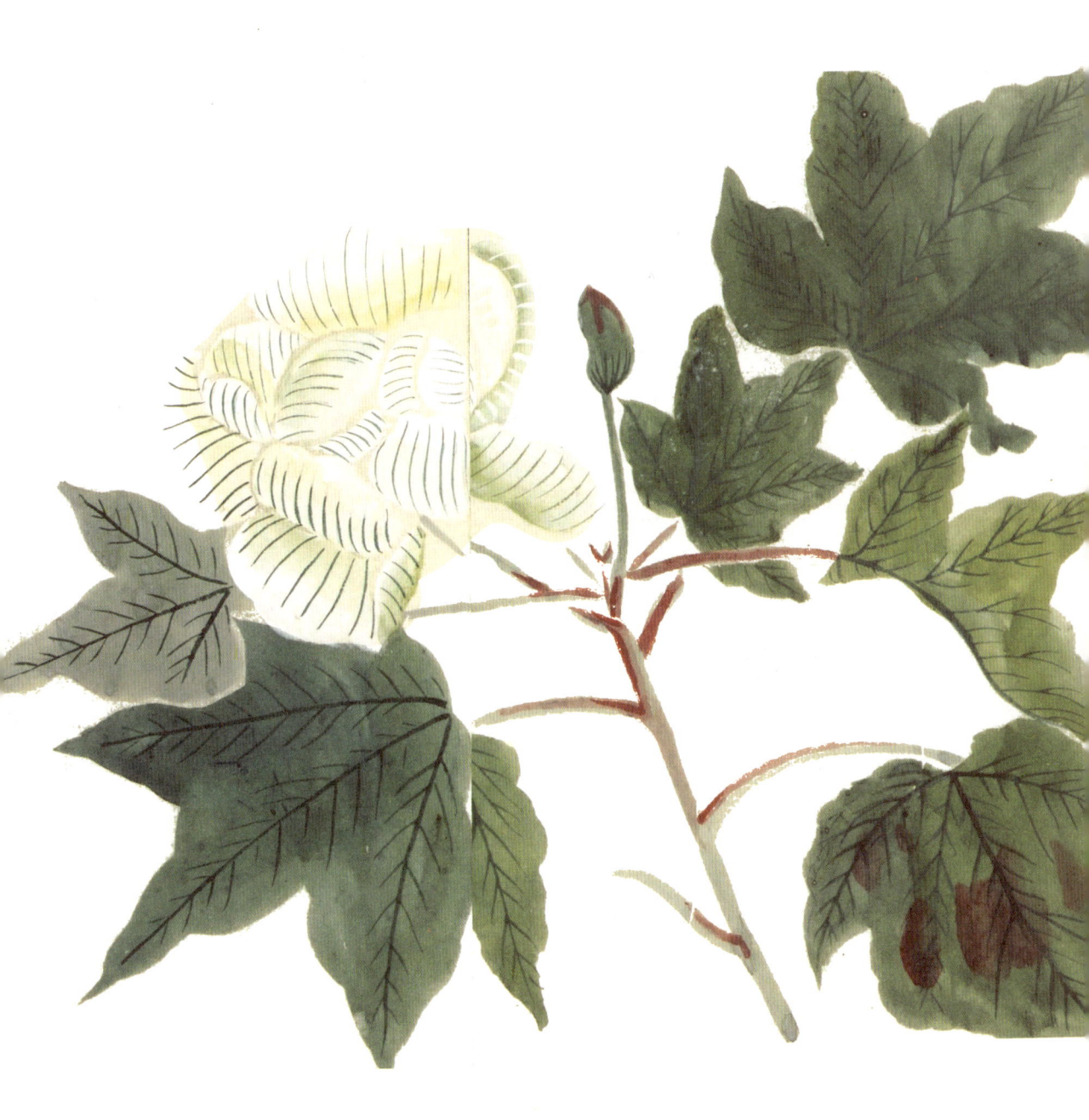

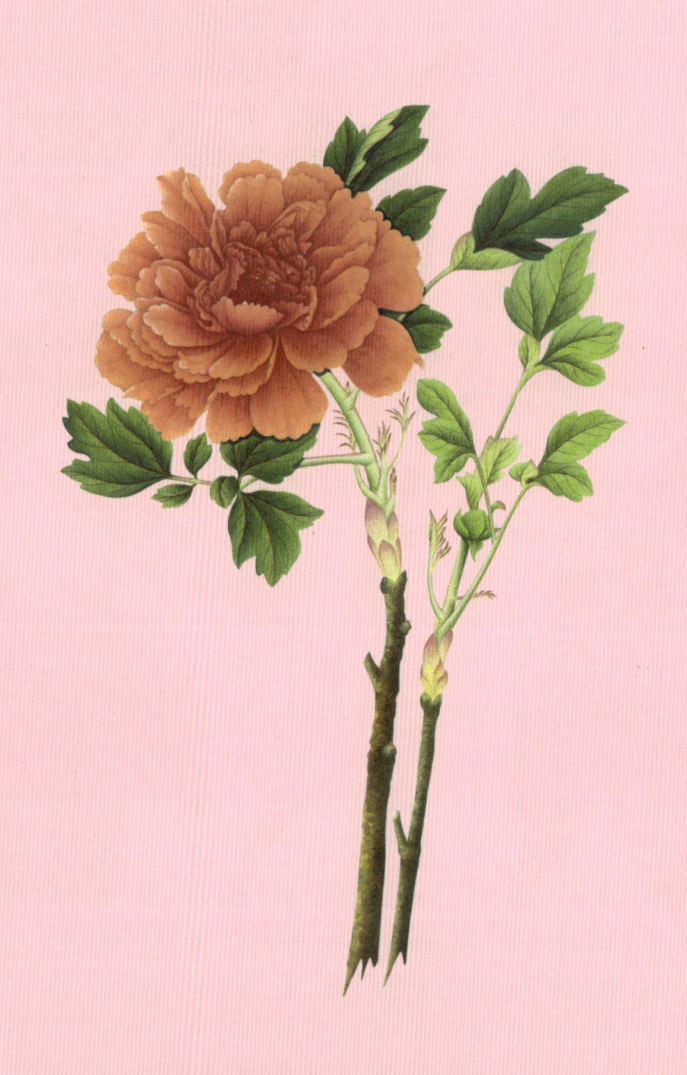

第二章

盆花：种为盆景的花

梅

傲立雪中的一枝梅花

别名 春梅、干枝梅、酸梅
分类 蔷薇科、李属
习性 喜光、喜松土，不惧严寒
功效 补气，化痰，解毒

相传，隋炀（yáng）帝杨广患有渴病，时常口干舌燥，食欲不振，逐渐变得瘦骨嶙峋，精神萎靡。杨广察觉到病症越来越严重后，就不断宣召太医为自己诊治，但太医们都不能给出治病良方。

一日，太医署轮到太医张玉当值，也就意味着张玉要给杨广治病。张玉的好友莫君锡得知后，提出代替张玉前去。原来，莫君锡对杨广的病早就有了对策。莫君锡铺纸泼墨画了"梅林"与"雪景"两幅画，带着画进了杨广的寝宫。为杨广把过脉后，莫君锡道："陛下龙体之恙，乃真水不足，龙雷之火上越，非草木金石之品能治，需宽容十天，待我去求一仙友，取来天池之水，方灭得龙雷之火。为避风吹草动，望陛下这几天独居一室。倘感寂寞，臣有两幅画供观赏。"

杨广从未听过这样的治病之法，心中称奇，点头准奏，并遵照医嘱将两幅画挂在墙上欣赏。杨广看到"梅林"时就会想到梅果的酸甜，唾液横生，渴症逐

梅，又名春梅、干枝梅、酸梅，为蔷薇科李属小乔木或灌木，可分为果梅和花梅两大类，品种极多。全株高在1米以上；树皮多为浅灰色，小枝绿色，均光滑，无毛；花瓣呈倒卵形，花色有白色、浅黄色、粉红色等，花香浓郁。

不同品种的梅对外界环境要求不一，但一般来说，梅具有很强的抗寒性，也有一定的耐霜冻性。梅有野生的，也有人工种植的，可作盆栽，在我国各地都有分布，其中以长江以南最多。

渐减轻；看到"雪景"时，身上就会感到寒冷，于是心火大减。如此一来，十日后，杨广的病已好了大半。他对莫君锡说道："爱卿这两幅画确有奇效，看了这数日，朕的病似乎好了不少，再喝一些你取来的天水，想必不出几日，病便可痊愈。"莫君锡道："陛下，您看那梅林时想到梅果之酸甜，不停生出和咽下唾液，于是浇灭了身上的龙雷之火，您的唾液便是天池之水，何须我再去取来？陛下只要独居，继续观赏这两幅图，不出月余，龙体定会无恙。"杨广听了之后很高兴，不仅没有责怪莫君锡的欺君之罪，还按照其嘱咐行事，果然数日后病愈。

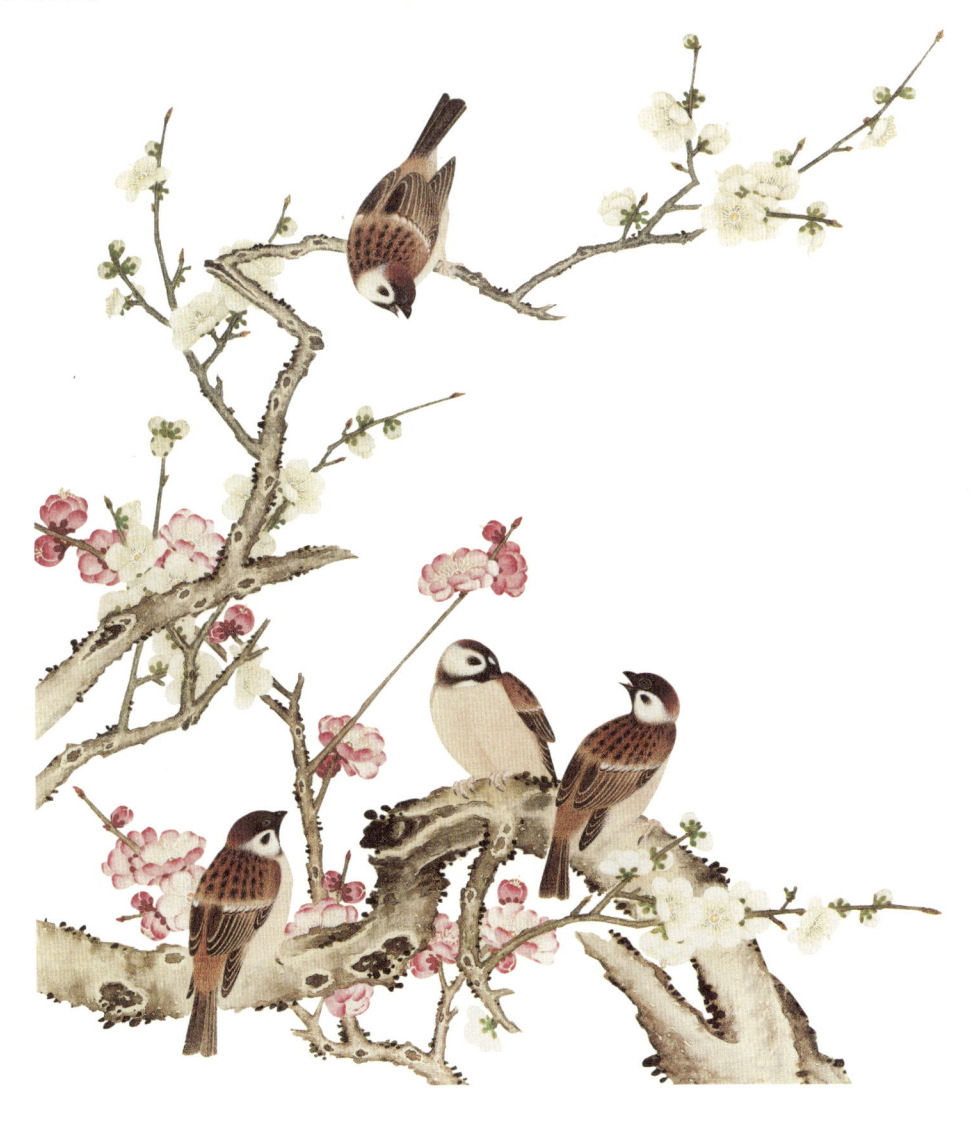

扶桑

红透半边天的扶桑花

别名 佛桑、朱槿、大红花
分类 锦葵科，木槿属
习性 喜温暖、喜湿润、喜强光，不耐寒
功效 去腮肿、去体疮

相传在遥远的东方海面有一棵大桑树，是万灵之地。

太阳女神羲（xī）和她的儿子金乌寻遍天涯海角，找到了东海的大桑树作为栖息的地方。每到早晨，金乌就会驾着马车从大桑树飞向天空游玩，到傍晚时才回到树上。由于金乌浑身通红似火焰，从地面上看，就像一个巨大的火球不断从大桑树升起再落下。后来，人们将金乌称为"太阳"，而金乌所在的大桑树本是两棵桑树缠绕在一起，人们就称之为"扶桑"。

扶桑，又名佛桑、朱槿、大红花等，为锦葵科木槿属常绿大灌木或小乔木。全株高1~6米；小枝呈圆柱形，有少许柔毛；叶外形似桑叶；全年都可开花，花单生于上部叶腋，分为单瓣和重瓣，为黄色、红色、粉色、白色等。

扶桑喜欢温暖、湿润的环境，是强阳性植物，对环境适应性弱，喜光，不耐阴，也不耐寒、不耐旱，在长江流域及以北地区只能盆栽，其原产地为中国，在我国有着悠久的栽培历史。

第二章　盆花：种为盆景的花

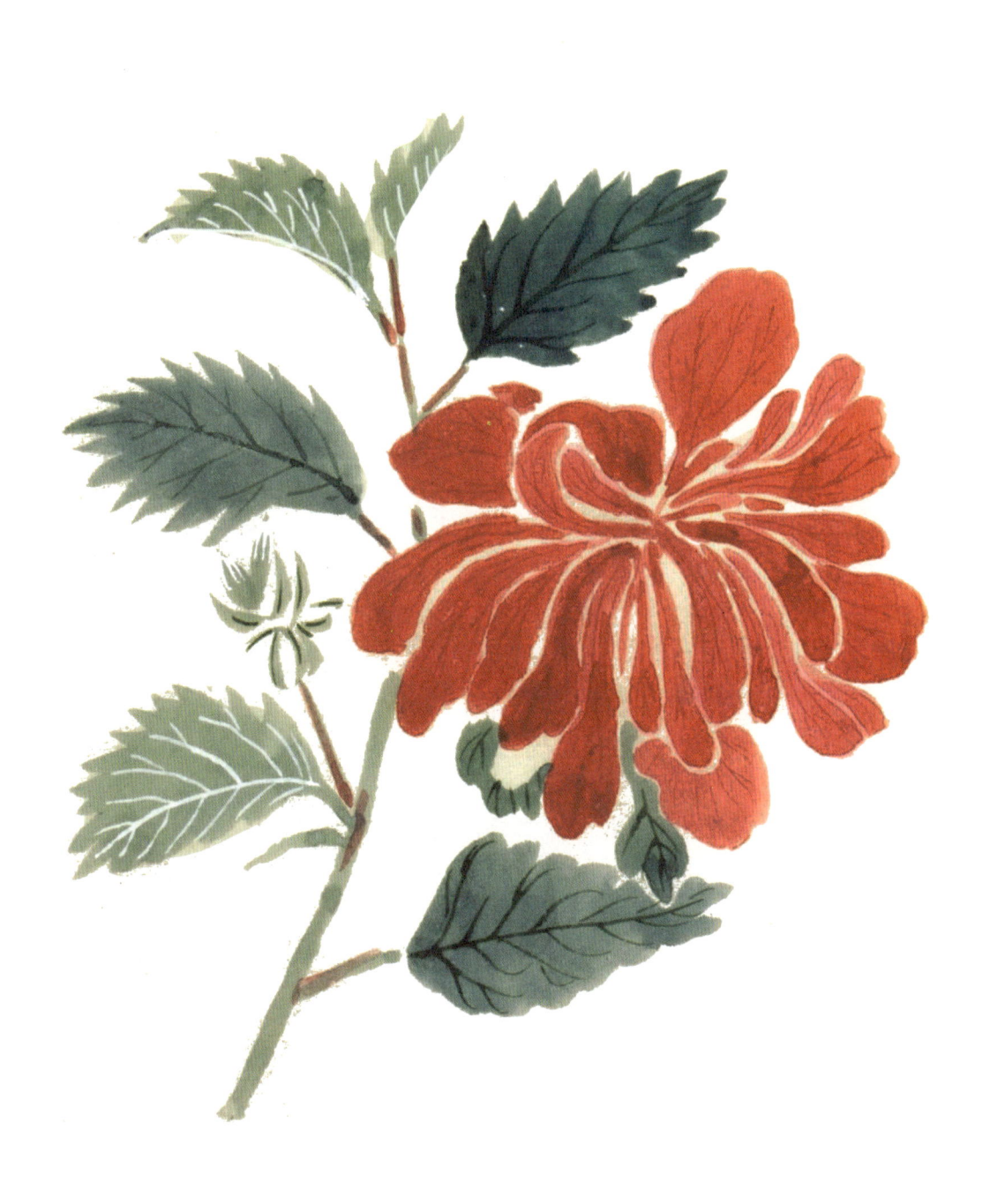

月季花

月月花，月月红

别名	月月红、胜春、四季花
分类	蔷薇科，蔷薇属
习性	喜温暖、喜湿润、喜光
功效	活血，消肿，祛毒

很久以前，神农山山脚住着一个端庄秀丽的姑娘，名叫佩柔。佩柔的美貌和性情吸引了很多年轻的公子前来求亲，但都被她拒绝了。原来，佩柔有一位年事已高、常年患病的母亲，佩柔怕自己出嫁后母亲没人照顾，因此一直不考虑婚事。

说起佩柔母亲的病，可真是一大难症。其母终日咳嗽不止，痰中带血，看了很多郎中，吃了不少药，都无济于事。无奈之下，佩柔只好张榜求医，并许下承诺：谁能医好母亲的病，她甘愿卖身为奴或以身相许。

一日，榜文被一女子揭了去，那女子找到佩柔，称自己什么都不要，愿意为佩柔的母亲治病。女子告诉佩柔："神农山上有一种身上带刺、开着艳丽花朵的植物，用冰糖与那花朵合炖后服下即可止咳止血，治好你母亲的病。"佩柔问女子为何帮她，女子没有言语。佩柔又问其姓名，女子说："月季。"

佩柔依照女子的指示上了神农山，找到了那种植

月季花，又名月月红、胜春、四季花，有"花中皇后"之称，为蔷薇科蔷薇属常绿、半常绿低矮灌木。全株高可达2米；小枝粗壮，有短粗的钩状皮刺；小叶呈宽卵形至卵状长圆形；花期长，4—11月均可开花，花数朵集生，也有单生，花由内向外呈发散状，有多种花型，颜色艳丽，有红色、粉黄色、白色等单色和混色，味芳香；果红色，呈卵球形或梨形。

月季花对气候和土壤都有很强的适应性，但较喜欢温暖、阳光充足、通风良好的环境，较耐高温，在我国主要分布于湖北、四川和甘肃等地的山区，在河北、上海、北京等地较多种植。

物。这时，佩柔才想起来，她几年前救活的几棵植物正是这种，没想到如今已经长成了一片。佩柔将花采回去给母亲炖服，不到一个月，其母的病就好了。

佩柔想那女子定是花仙子，为了感谢她的救命之恩，特来为自己的母亲献治病良方。因那女子说她叫月季，佩柔便把那花称作"月季花"，这一叫法就这样流传了下来。

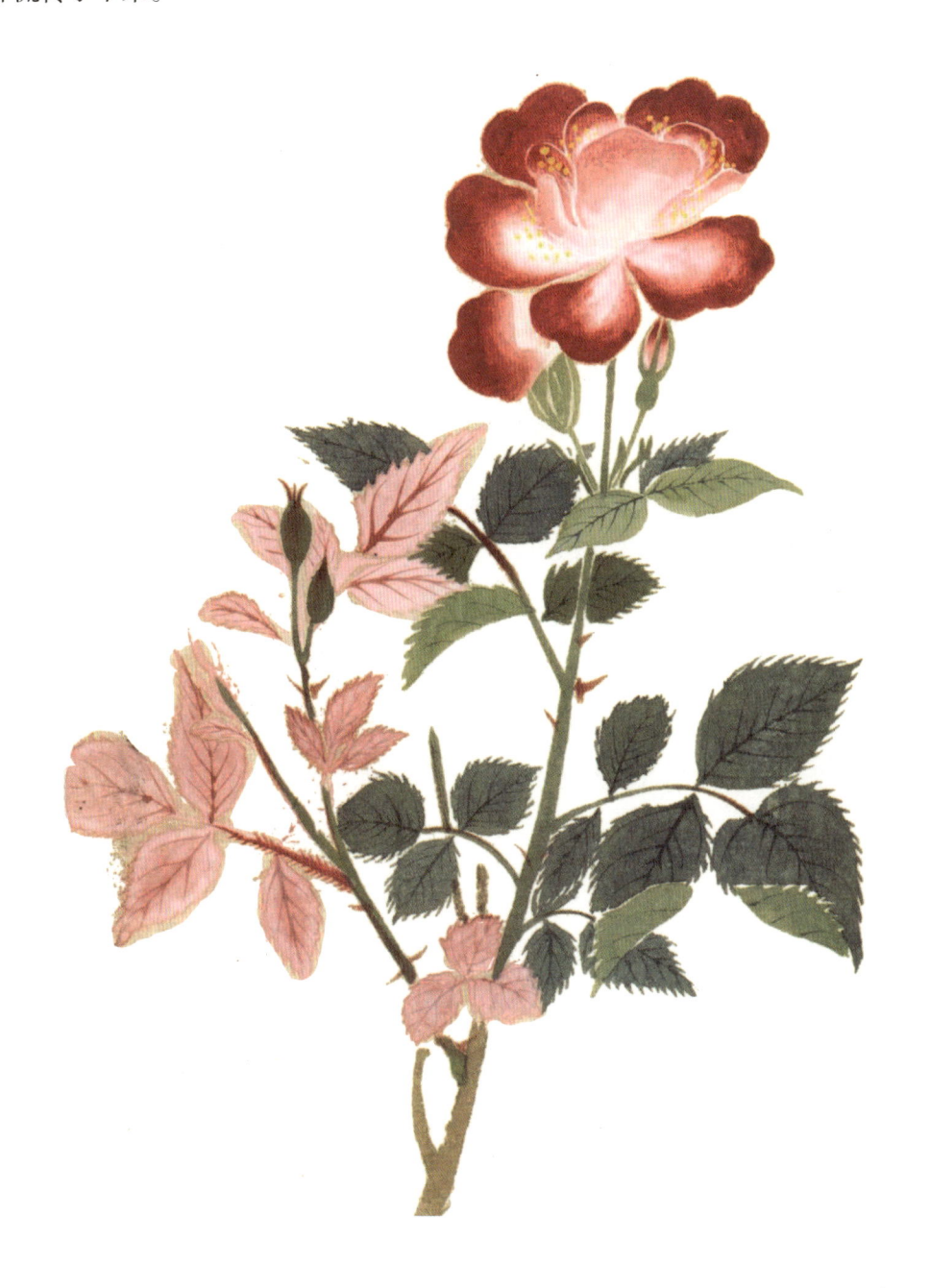

凤仙花

药性十足的小花

别名	指甲花、灯盏花、小桃红
分类	凤仙花科，凤仙花属
习性	喜光，耐热，不耐寒，惧涝
功效	祛风湿，解毒

很久以前，有位叫凤仙的姑娘，生得秀丽可人。凤仙与同村的小伙子泽宁相互爱慕，这段感情也得到了双方父母的认可。正在两家人商量着举办婚礼时，县令的儿子被凤仙的美貌吸引，要凤仙嫁于他。凤仙不从，和泽宁一起带着各自双亲连夜逃往他乡。

行至半路，泽宁的母亲突然腰部疼痛，凤仙的父母腿也肿疼起来，他们只好停下来休息。这时，县令的儿子带着人追了上来。慌乱之下，凤仙与泽宁掉进了山谷中。当天夜里，四位老人都梦到了这一双儿女。梦中，凤仙和泽宁告诉他们，山涧中开的艳丽花朵能治好他们的腰疼、腿疼。

第二天，四老醒来，看到前一天还光秃秃的山涧此时居然开满了红色的、白色的、粉色的花朵。他们将花采回，在郎中的指导下将其煎服，果然药到病除。后来，人们就将那花叫作"凤仙花"。

凤仙花，又名指甲花、灯盏花、小桃红，为凤仙花科凤仙花属一年生草本植物。全株高60～100厘米，有毒；地上茎粗壮，直立，分支有或无；叶互生或对生，呈狭椭圆形、披针形或倒披针形；花期7—10月，花单生或2～3朵簇生，形似蝴蝶，花色有白色、紫色、粉紫色、粉红色等。

凤仙花喜光、喜干燥，怕湿，不耐寒，是常见的观赏花卉，较多种植于庭院中，在我国各地均有种植。

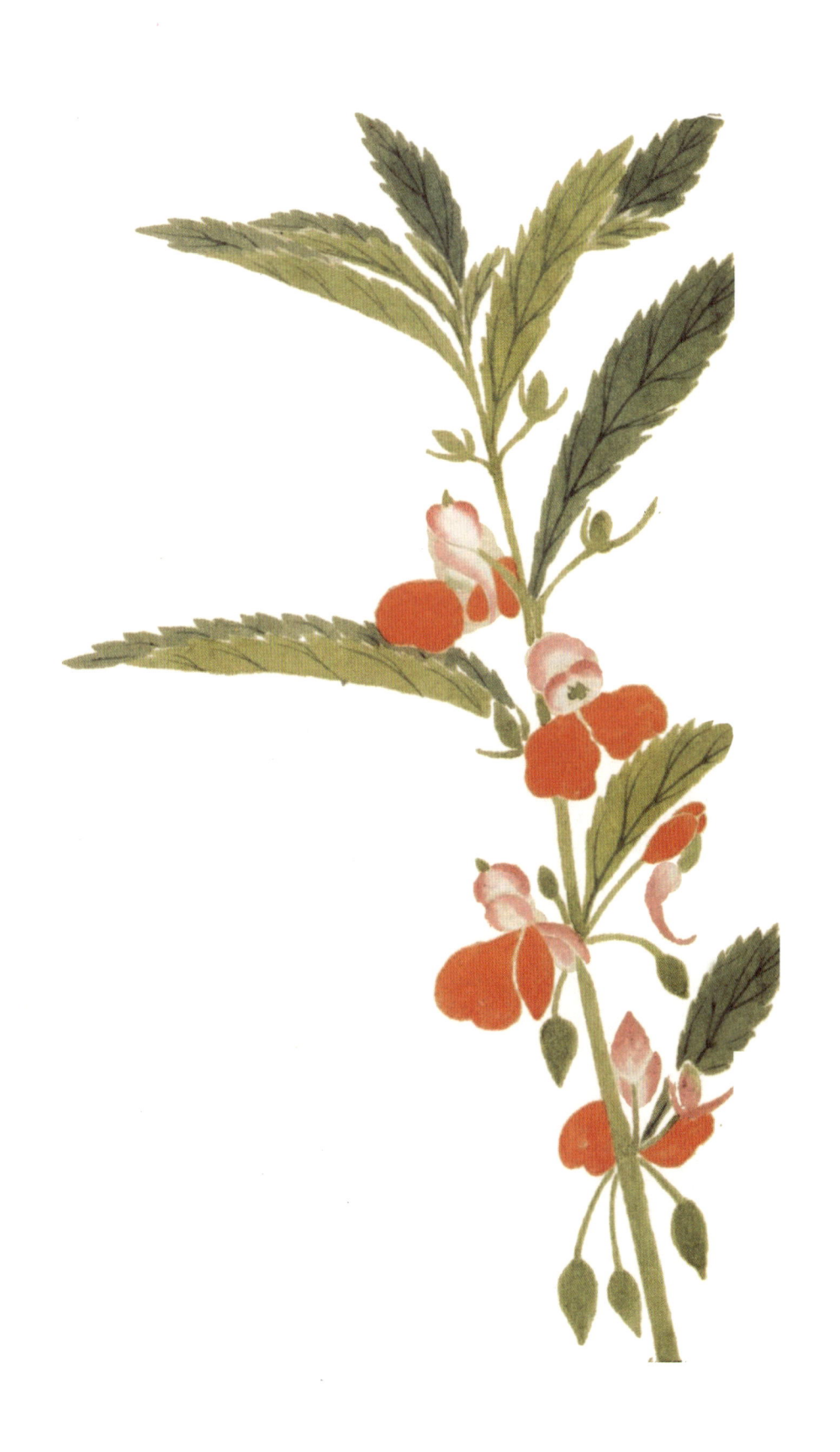

水仙

长得像蒜头的水仙

别名	天葱、金盏银台
分类	石蒜科，水仙属
习性	喜光、喜水、喜肥
功效	提神，祛毒，消肿

很久以前有一个叫昊天的年轻人，他自小父母双亡，靠开垦荒地维持生计，日子过得十分清苦。尽管如此，昊天还是常常帮助别人。

一天，昊天正在河边照顾庄稼，突然看到一位老爷爷在河中挣扎。他想都没想，马上跳进河中将老爷爷救了上来。老爷爷回过神后，对昊天说道："小伙子，谢谢你救了我，作为报答我把这个东西给你。"说着，老爷爷从衣袖中拿出一个大蒜一样的东西交给了昊天，接着说道："你回去之后将它放在带水的盘子里，悉心照料，不久后你就能卖了它改善生活了。"

昊天回去后，遵照老爷爷的嘱咐将那颗"大蒜"放在了带水的盘子里。一段时间后，那"大蒜"居然长出了很多嫩绿的茎叶，开出了一种特别美丽的花。隔天，昊天就将花拿到集市上卖。大家都没见过这种花，纷纷围到昊天的摊位前问他这是什么花。昊天说："我也不知道，这是我救的一位老爷爷送给我的。"众人称奇，都说昊天遇到了神仙。昊天又说："既是如此，便叫这花为'水仙'吧。"

水仙，又名天葱、金盏银台，是多花水仙的一个变种，为石蒜科水仙属多年生草本植物。叶狭长，呈带状，带霜粉；伞形花序，花瓣多为6片，呈卵圆形至阔椭圆形，白色，末端为鹅黄色；果底部有鳞状茎，呈卵圆形。花期一般在冬季，果期为次年4—5月。

水仙喜欢温暖、湿润的环境，喜光、喜水、喜肥，耐半阴，不耐寒，在我国已有1000多年的种植历史，多分布于浙江、福建沿海岛屿或种植于我国各地。

第二章　盆花：种为盆景的花　|　027

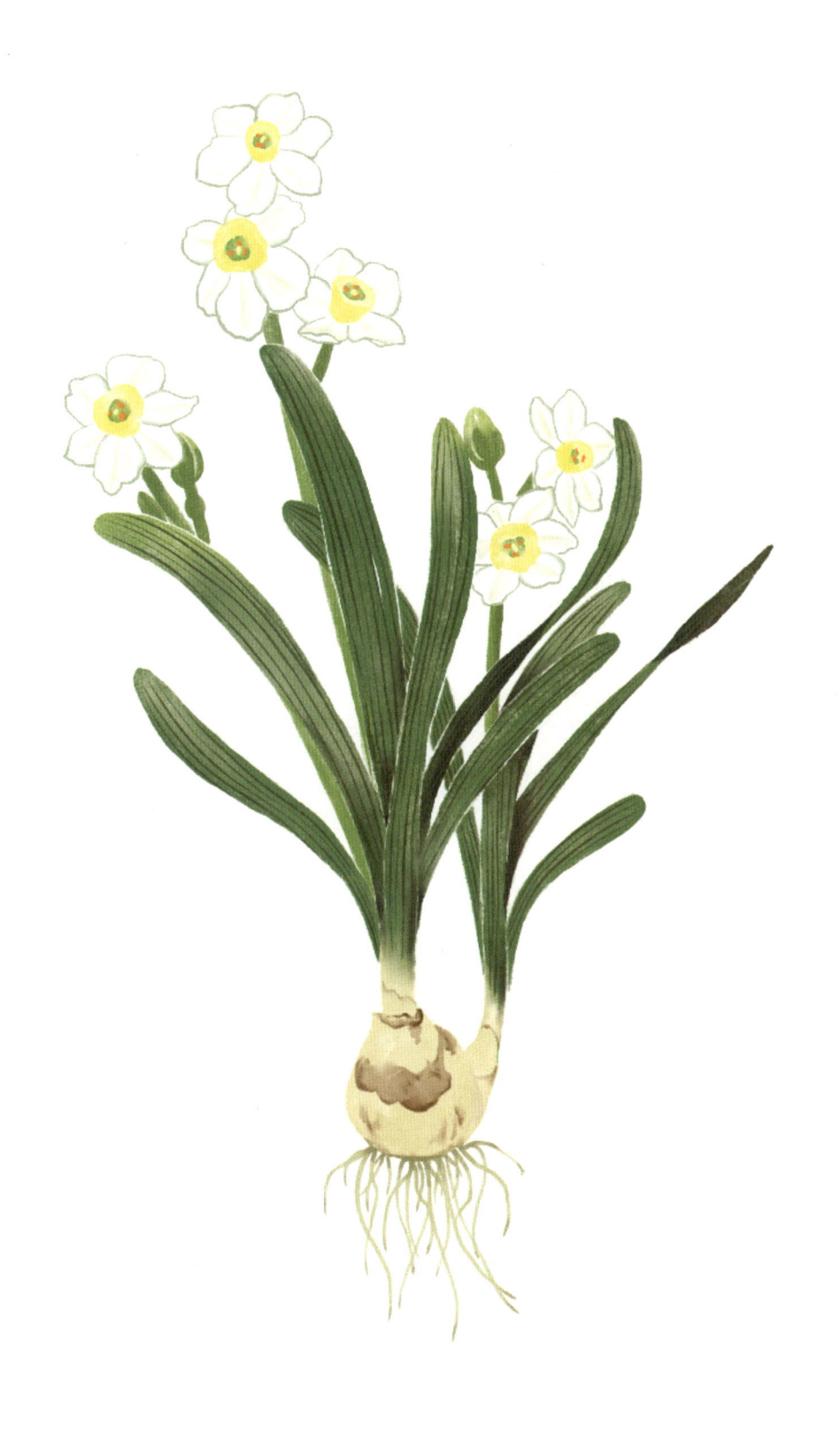

茉莉花

香气四溢的茉莉花

别名	茉莉、柰（nài）花
分类	木樨科、素馨属
习性	喜温暖、喜湿润、喜通风、喜半阴
功效	理气、开郁、和中、抗菌消炎

清代医者叶天士自幼饱读医书，善采众家之长，到30岁时医术已经相当了得。

相传，"八仙"之一的吕洞宾听说叶天士医术了得后，便想找机会试他一试。

一天，叶天士正在街上走，突然被一白胡子老翁拦住了去路。那老翁张口就问道："你就是赫赫有名的叶天士？"

叶天士谦虚地表示："不敢当，鄙人姓叶名桂，不知道老先生有何指教？"

老翁指着自己的耳朵说道："近来老朽耳心时常疼痛难忍，不知道该怎么治疗呢？"叶天士一听就说道："将菜油浸茉莉花后滴入耳中，即可止疼。"

老翁听后竟哈哈大笑起来："叶天士只能头痛医头，医术也不过如此，徒有其名罢了。"

闻言，叶天士十分不快，但转念一想，老翁所说确有道理，油浸茉莉花虽能缓解疼痛，但却是治标不治本。于是，他又耐心多问了几句，希望能好好为老

茉莉花，又名茉莉、柰花，为木樨科茉莉属直立或攀援常绿灌木。枝干细长，略呈藤本状；叶对生，略呈圆形或卵状椭圆形；花芳香，花冠白色，裂片呈长圆形至近圆形；果紫黑色，呈球形。花期5—8月，果期7—9月。

茉莉喜欢温暖、湿润的环境，不耐霜冻、湿涝和盐碱，忌阳光直射，在我国主要种植于南方地区。

翁看诊。

老翁被叶天士谦虚的品格打动，伸出手来让其把脉。叶天士把完脉后说道："六脉平和，非仙即怪。"老翁大吃一惊，转瞬不见了踪影。

原来，这老翁便是吕洞宾所化。

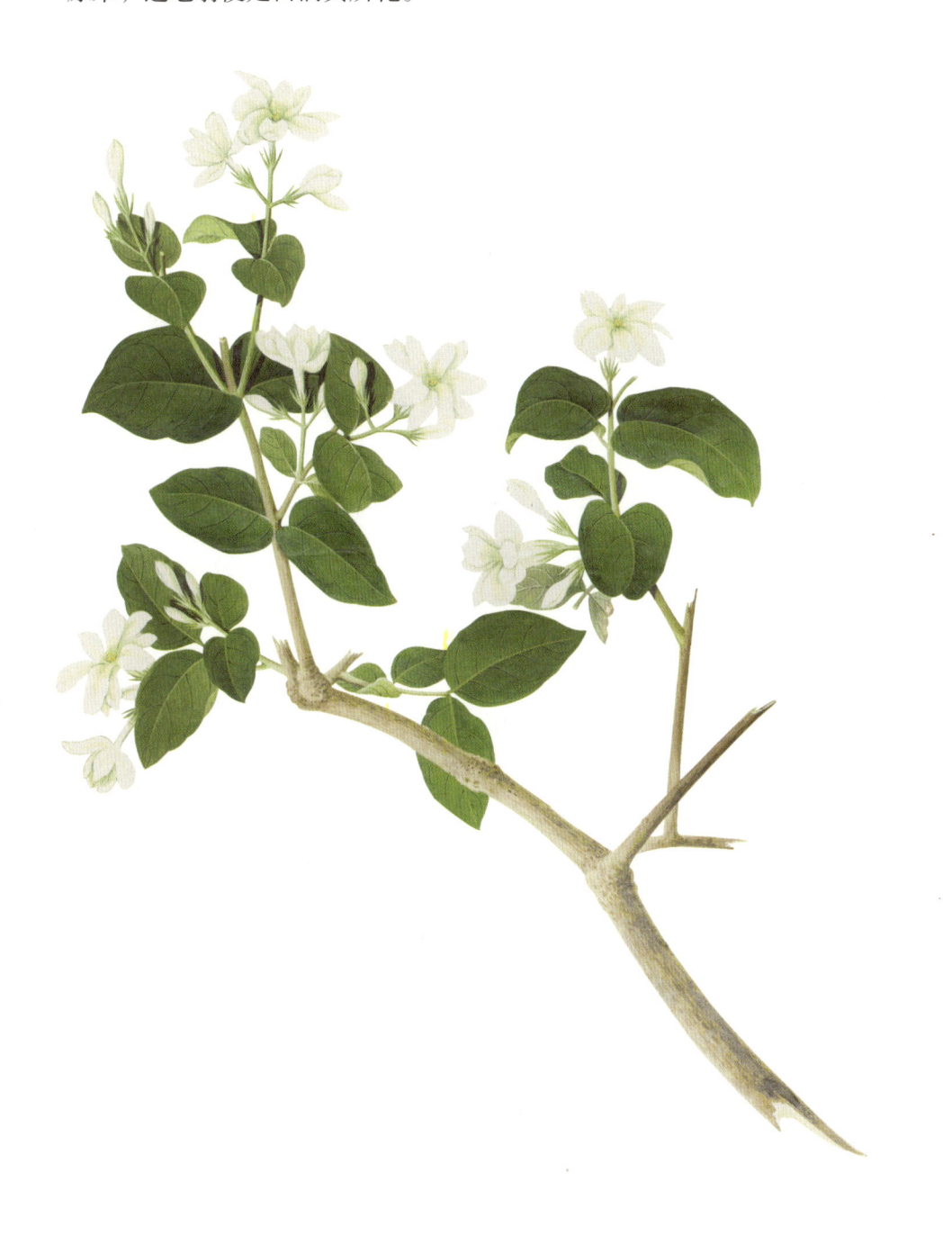

栀（zhī）子
栀子花开香满屋

别名 黄栀子
分类 茜（qiàn）草科，栀子属
习性 喜温暖、喜湿润，惧暴晒
功效 清热利尿

在很久以前，人间的植物开的花都很小，颜色也单调，没有大而鲜艳的花朵。天上的一位栀子花仙知道了以后，就偷偷地将天上的一棵栀子移植到了人间的一处山坡上。这棵栀子原本长在天宫中，又有花仙精心照顾，到了人间后，既没人管护，又遭风吹雨淋，于是逐渐衰弱，眼看着就要枯萎了。

栀子所在山坡的不远处有一个茅草屋，里面住着一个穷苦的长工，名叫西扬。一天，西扬无意间发现了这棵即将枯死的栀子，于是将其移到了茅草屋前。此后，他每日给栀子浇水、施肥、除虫。很快，栀子恢复了以往的生机，变得枝繁叶茂、翠色欲滴，到了夏天还开了满树的洁白花朵，纯净芳香，惹人怜爱。

又一日，西扬干活回来，忽然听到家中有声响，走近还看到有人影晃动，并闻到阵阵饭菜的香气。西扬觉得很奇怪，推门一看，一个身着素衣的女子正将饭菜端上桌。西扬看着女子很是面生，就问："姑娘是何人，为何在我家中？"素衣女子说道："公子莫

栀子，又名黄栀子，为茜草科栀子属常绿灌木。全植株高可达1米；小枝绿色，嫩枝有短毛；花期较长，可从4月开到8月，在温室中则可时时开放，花多为白色，也有乳黄色，花丝极短，花药呈线形，花柱粗厚，花香浓郁。

栀子喜欢温暖、湿润的环境，喜光也耐阴，适宜在肥沃、排水良好的轻黏壤土中生长，但也耐干旱、贫瘠，在我国华南、中南、华东地区都有分布。

怕，我是天上的栀子花仙，你屋前的那棵栀子就是我日前从天上移植到山坡上的，那栀子幸得你照顾才能复生，小仙特做这顿饭菜，以感谢公子的恩情。"

临走前，栀子花仙给了西扬很多栀子花的种子，并告诉他栀子花不仅可以观赏，而且可以清热泻火，治疗热毒疮疡等疾病。西扬后来将栀子花拿到集市上卖，在逐渐富裕的同时，也将栀子花传到了更多地方。

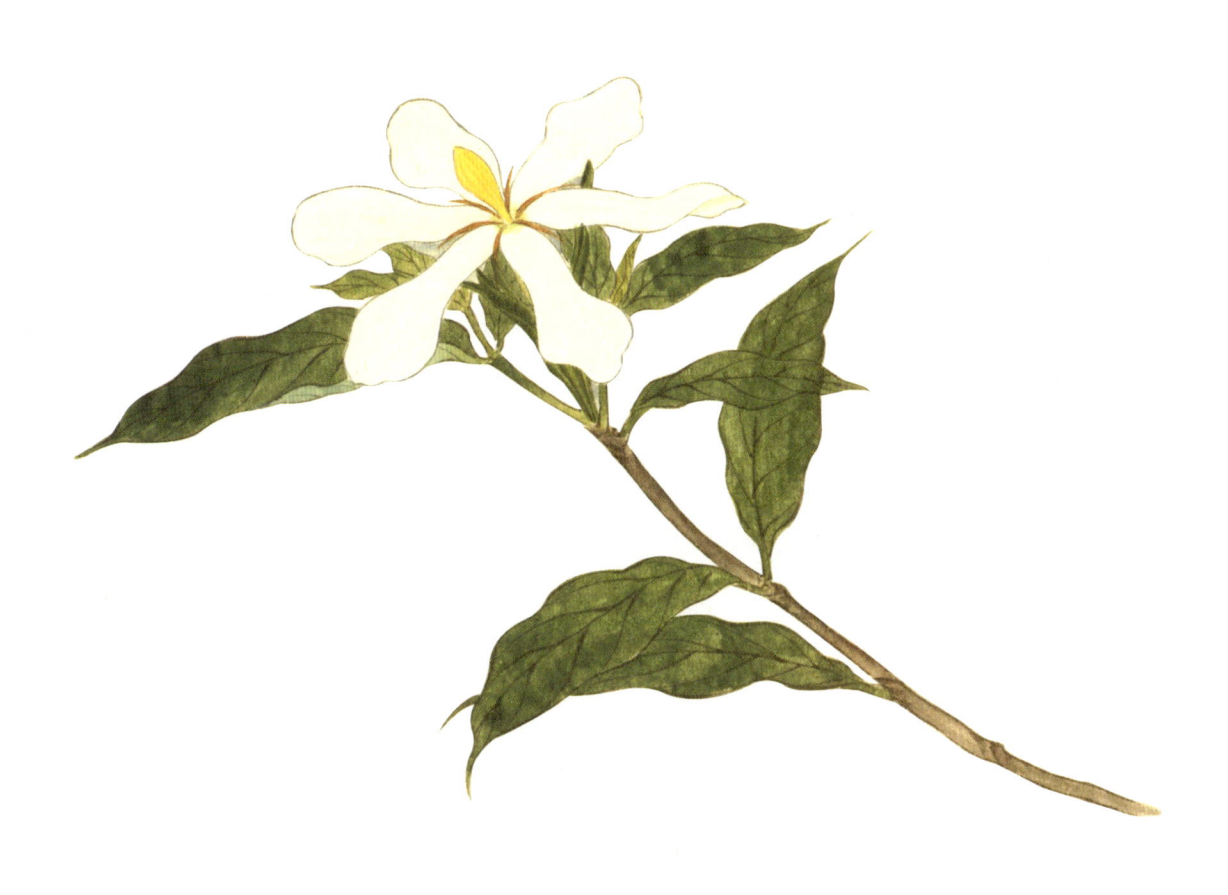

木槿（jǐn）

木槿花朵朵娇艳欲滴

别名 荆条

分类 锦葵科，木槿属

习性 适应性强，耐干燥和贫瘠

功效 清热、凉血、利尿

在远古时期，帝丘有一高山叫作历山，山脚有三株枝繁叶茂的木槿。一年夏天，混沌、梼杌（táo wù）、穷奇、饕餮（tāo tiè）四只凶兽化作人形来到历山游玩。他们看到鲜花盛开、艳丽动人的木槿树后，都想将其据为己有，移栽到自己的洞府。

四只凶兽互不相让，激烈争吵后，瞬间扭打作一团，最终都负伤各自离去，而三株木槿也因它们的打斗变得支离破碎，即将枯死。这时，在历山附近带领农夫们耕作的帝舜（shùn）闻讯赶来，让农夫们将三株木槿救起，扶枝、浇水。

当天晚上，帝舜做了一个奇怪的梦，梦中他见到了三位仙气飘飘、面容明媚的女子，三位女子对着他俯身施礼，口称"恩公"。帝舜不知所措，问及缘由，三位仙子告知，她们便是历山下的那三株木槿，得帝舜所救才能够保住形体。

帝舜醒后，久久不能从梦中回过神来。他后来移居负夏时命人将三株木槿也移种到新城内。此后，木槿被广泛种植。

木槿，又名荆条，为锦葵科木槿属落叶灌木，有较多变种。全株一般高3～4米；小枝有黄色星状茸毛；叶有明显三主脉，呈菱形至三角状卵形；花期6—9月，花梗、小苞片、花萼、花瓣均被星状茸毛，花萼和花冠呈钟形，花色有淡紫色、紫红色、淡粉红色、纯白色等。

木槿喜温暖和湿润，对环境有很强的适应性，既耐高温也耐严寒，较耐贫瘠和干旱，稍耐阴，在各类土壤中都能生长，是常见的庭院种植花种，在我国各地均有种植。

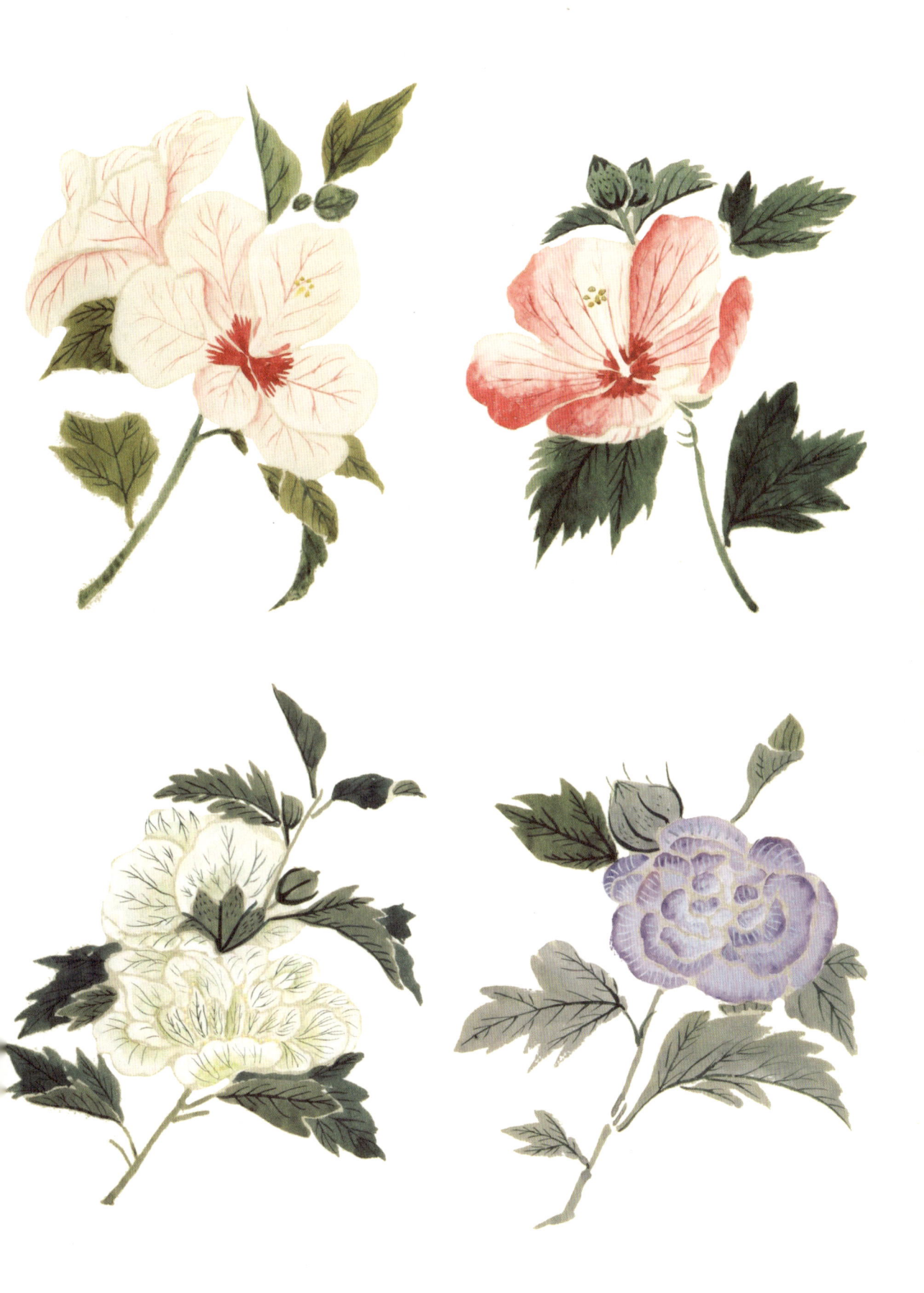

第二章　盆花：种为盆景的花 | 033

牡丹

唯有牡丹真国色

别名	木芍药
分类	芍药科，芍药属
习性	适应性强，喜光，惧暴晒
功效	止血，化瘀，利便

古时候有个花农，不喜欢与人打交道，因此没有几个朋友。众多花中，花农尤其喜欢牡丹，在家中的花圃里种了各种各样的牡丹，悉心照顾，每日欣赏。然而到了冬天，万物枯萎，百花凋零，牡丹也不例外。为了一年四季都能看到牡丹，花农想了一个办法——把牡丹画下来。

第二年，从牡丹种子生根发芽开始一直到叶落花凋，花农每天都坐在花圃前仔细观察牡丹的样子，然后将其画在纸上，一天画一张。

几年后，花农已经画了上千张牡丹图，画技也越发精湛起来，以至于有人出高价买他的画。不过，爱牡丹如命的花农不论别人怎么说也不肯将画卖掉。

后来，这件事情被百花之神知道了，就给花农其中一幅牡丹画施了法。第二天，花农拿起那幅牡丹画欣赏，却不小心将画掉在了地上。花农弯腰捡画时，一不注意将手磕破了，这时他发现那画中的牡丹竟在地上生了根，长得比自己种的牡丹还要茂盛和漂亮。花农惊呆了，用手小心翼翼地去摸那花瓣，却见手上

牡丹，又名木芍药，为芍药科芍药属多年生落叶灌木。地上茎高达2米，外皮灰褐色或紫棕色，带有怡人香气；叶互生，叶面绿色，背面淡绿色。花期5—7月，果期7—8月。

牡丹喜欢温暖、凉爽、干燥、阳光充足的环境，我国是世界牡丹的发祥地和世界牡丹王国，各地均种植了牡丹。

的伤突然好了。

在花农诧异之时，百花之神现身了，对他说道："你对牡丹的喜爱让我很感动，所以我在你的画上施了法，画着地花即生根，把画纸靠近花，它又会回到画上。此外，你可知牡丹的根、茎、叶、花都有治病的功效？你手上的伤便是它治好的。"

此后，花农将那幅画珍藏，并用自己在花圃里种的牡丹给街坊四邻治病，不仅让大家都喜欢上了牡丹，还收获了珍贵的情谊。

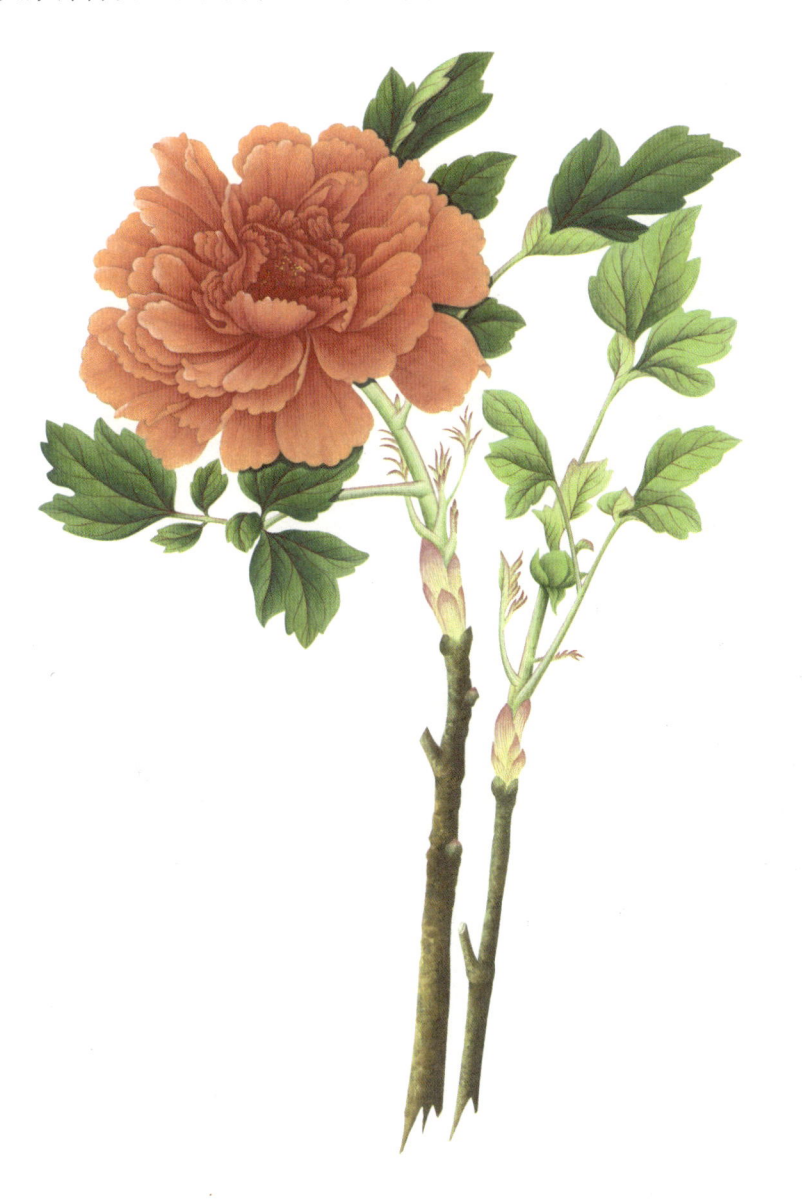

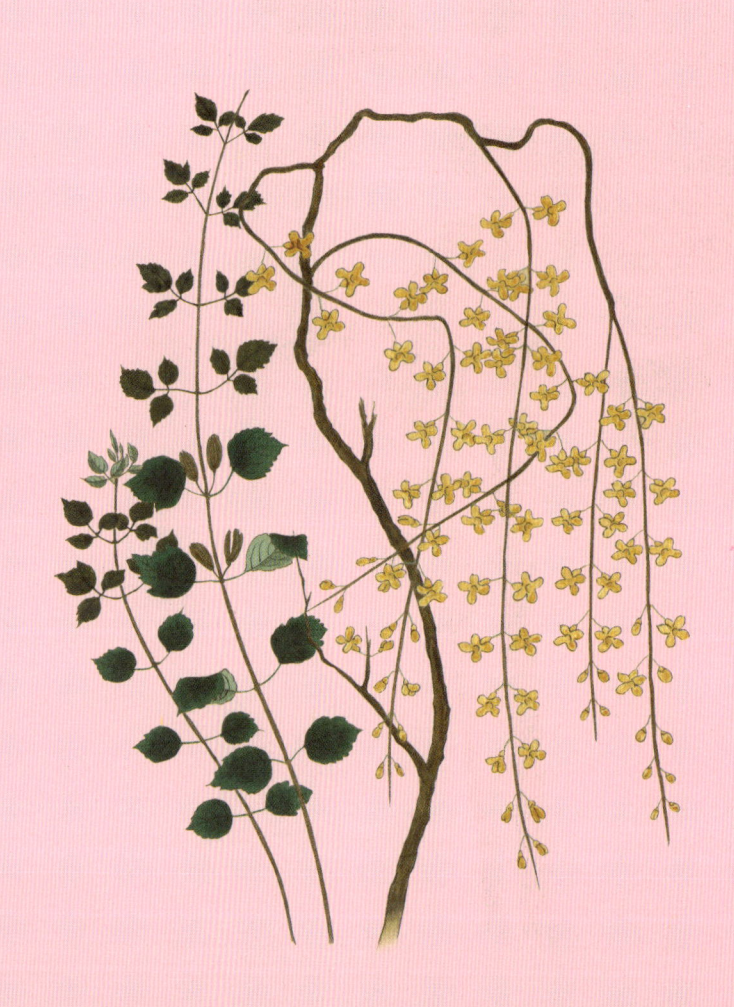

第三章

枝花：枝条纤细的花

芍（sháo）药

花朵硕大的芍药

别名 离草、红药

分类 芍药科，芍药属

习性 喜肥沃、喜光照、耐旱

功效 止痛，止渴，消肿

神医华佗没事时喜欢在自家后院摆弄他种的花花草草。

有一次，一位外地友人送给他一株芍药。华佗没看出它有什么特别的药性，便随手将它种在了屋前，不予过多关注。

一天夜里，华佗在灯下看书时，仿佛听见有女子在窗外啼哭。华佗走出屋门，却不见有半个人影，只有那株芍药在迎风摇摆。华佗心想：该不会是这芍药在哭吧。

他驻足盯着芍药看了又看，还是摇摇头，说："你全身上下并无特别之处，我怎能让你入药？"说完转身又回屋里读书去了。

谁知刚一坐下，又听见窗外有女子啼哭，吵得他不能好好读书。待出去看时，还是只有那株芍药，并未见其他，一连几次都是如此。

华佗觉得这太奇怪了，遂干坐了一夜。等到妻子醒来，他便将昨晚发生的事情一五一十地跟妻子描述

芍药，又名离草、红药，为芍药科芍药属多年生草本植物。地上茎由根部簇生，高50～110厘米；复叶呈羽状分布，叶面为黄绿色、绿色或深绿色，叶背多为粉绿色；花色丰富，有红色、白色、紫色、粉色、黄色、绿色、黑色等，花期5—6月。

芍药喜光照，耐干旱，在我国江苏、陕西及甘肃南部、贵州、安徽等地均有种植。

了一遍。

妻子望着窗外鲜艳的芍药，说："这药园的一草一木皆经你手浇灌、培育，变成了能救人性命的良药，它们早已不是什么普通的花花草草，而是一个个带有灵性、药性的生命。也许这芍药确实有它的用处，不要委屈了它才好。"

华佗虽觉得妻子的话有几分道理，可他分明已经尝过了芍药的花、茎、叶，确实没有特别之处。于是他摇摇头，摆弄其他草药去了。

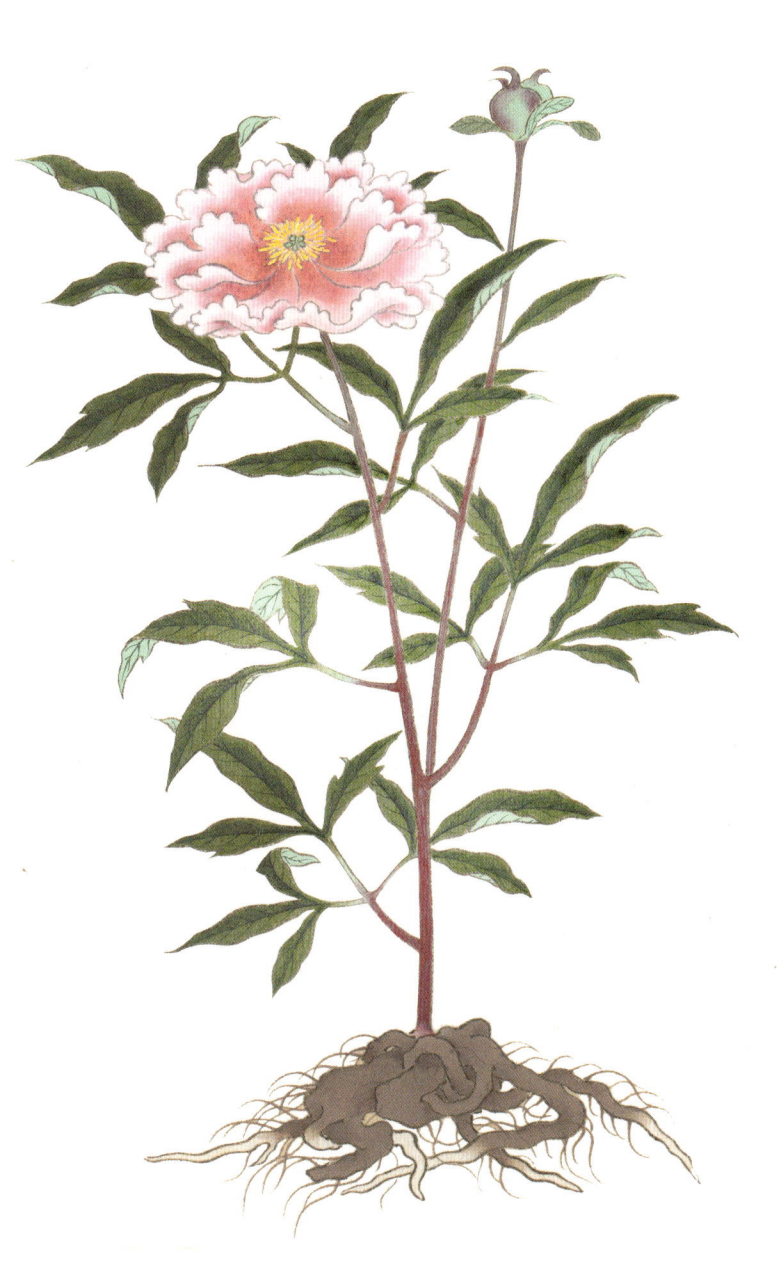

几日后，华佗妻子来月事时血崩、腹痛，吃了药也止不住。这时从窗外飞来一片芍药花瓣，恰好落在华佗妻子的水杯旁。

妻子心想：这是芍药在自荐吗？于是她来到屋前，挖下芍药的根部煎水服下。不过半日，腹痛和血崩就都止住了。她赶紧把这个好消息告诉了华佗，华佗这才意识到自己确实委屈了芍药，从此对芍药活血止痛、滋补调经的药性重视起来。

连翘

开着黄色小花的连翘

别名 黄花杆、黄寿丹
分类 木樨科、连翘属
习性 喜温润、耐阴、耐寒、惧涝
功效 祛毒、散结

　　岐伯山附近有一个地方叫大臣沟，相传名医岐伯常在此处采药。

　　一日，岐伯和孙女连翘一同到大臣沟采药。岐伯看到一株从未见过的草药，就将其放进嘴里品尝自验药性，结果不幸中毒。看到爷爷口吐白沫，不省人事，连翘一下子慌了神，抱着爷爷大声呼救。但他们处于山谷深处，人迹罕至，呼救声根本没人听到。连翘赶紧冷静下来，心想求人不如求己，这山上到处都是草药，说不准就能救爷爷的命。这样想着，连翘将身旁植物的花和叶放在手心揉碎后塞进了爷爷的嘴里。片刻后，岐伯苏醒了过来，脸色也恢复了正常。

　　岐伯研究了孙女给他吃的那种植物，发现其有极好的清热解毒、散结消肿之效，就将它收录在了自己的药草集中，起名为"连翘"。

　　连翘，又名黄花杆、黄寿丹，为木樨科连翘属落叶灌木。全株高可达3米；叶两面无毛；花单生，花萼绿色，花冠黄色。花期3—4月，果期7—9月。

　　连翘喜欢阳光充足、温暖、湿润的环境，耐寒、耐干旱，不耐水涝，有一定的耐阴性，对土壤适应性强，在我国河北、山西、陕西、山东等地均有分布。

第三章　枝花：枝条纤细的花

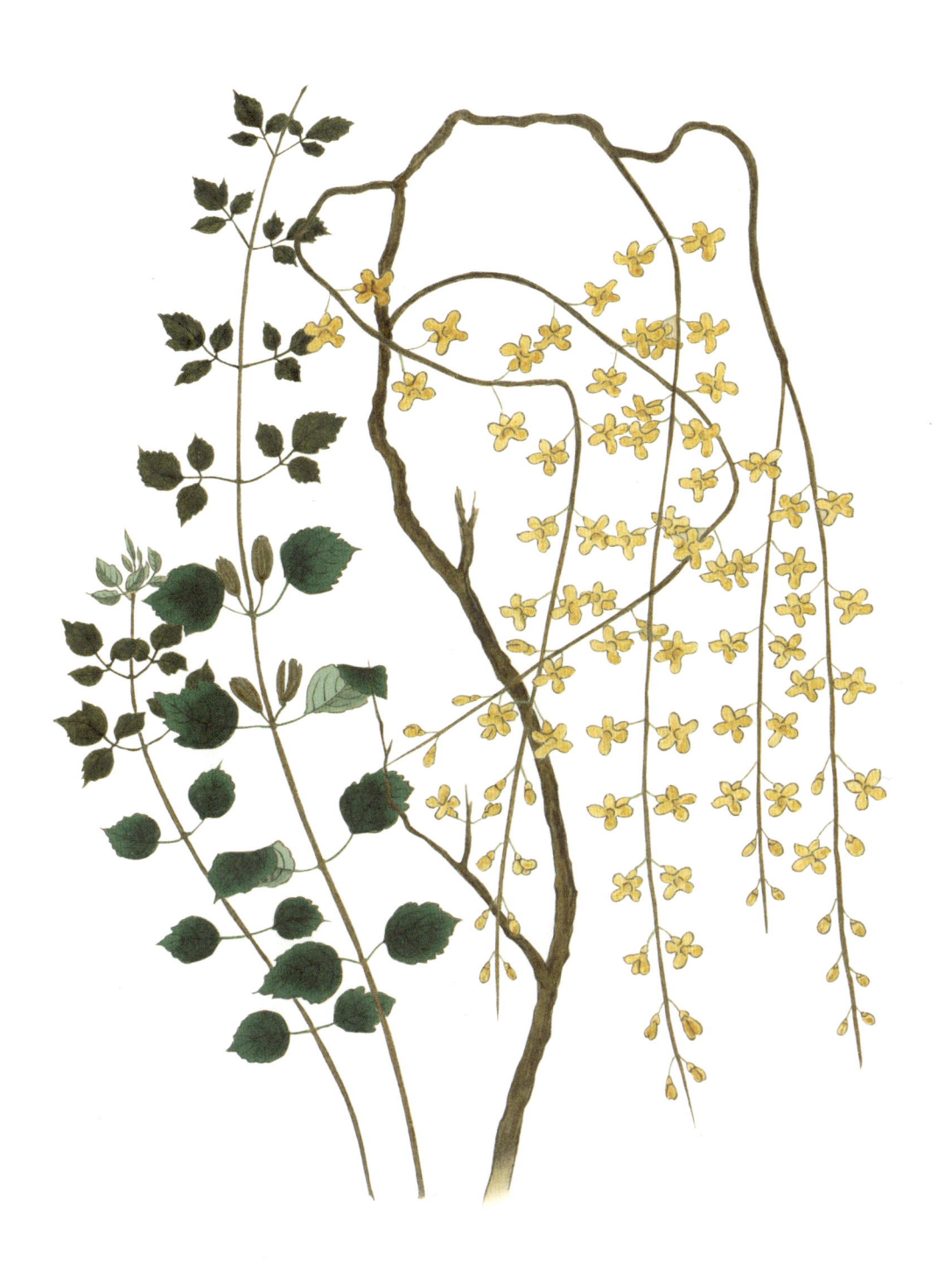

紫菀（wǎn）
俏丽的紫色小花

别名 青菀、紫倩
分类 菊科，紫菀属
习性 喜温暖、喜湿润、惧旱
功效 益气，润肺，止咳

北宋权相蔡京肠胃很不好，但他讳疾忌医，有一次险些将自己害死。

原来，蔡京怕会损伤正气，不准御医用大黄配药治疗，结果没有了大黄，御医们便配不出有效的药来。蔡京因此疼到虚脱，连续几日上不了朝，直到有人向他推荐了当时尚未有名气的史堪。

史堪精通医理，为蔡京把过脉后也不配药，而是命人去买一味药。买药的人回来后，史堪接过药后当众将其磨为粉末，然后叫蔡京调水服下。

蔡京半信半疑地服了药，没过多久便起身，想要如厕。如厕后，蔡京感受到从未有过的轻松，因此对史堪刮目相看，主动向他询问医理。

史堪说："大肠经脉与肺相连，您之所以会肠道不通，其实是肺气浊所致，因此只要找到清理肺气之法，您的肠道也就通达了。"

紫菀，又名青菀、紫倩，为菊科紫菀属多年生草本植物。地上茎直立，高40～50厘米，表皮为紫红色或灰红色；叶边缘多有锯齿；花呈舌状，紫色；果紫褐色。

紫菀喜湿，耐涝，怕旱，有较强的耐寒性，多生长于海拔400～2000米的低山阴坡、低山草地及潮湿的河边、沼泽地，在我国主要分布于河北、内蒙古和东北地区。

蔡京听后又问："你只用了一味药便赢了那群御医，这药叫什么名字？"史堪答道："紫菀。"

从此以后，紫菀便因其补肺益气的奇效被人们广为传颂。

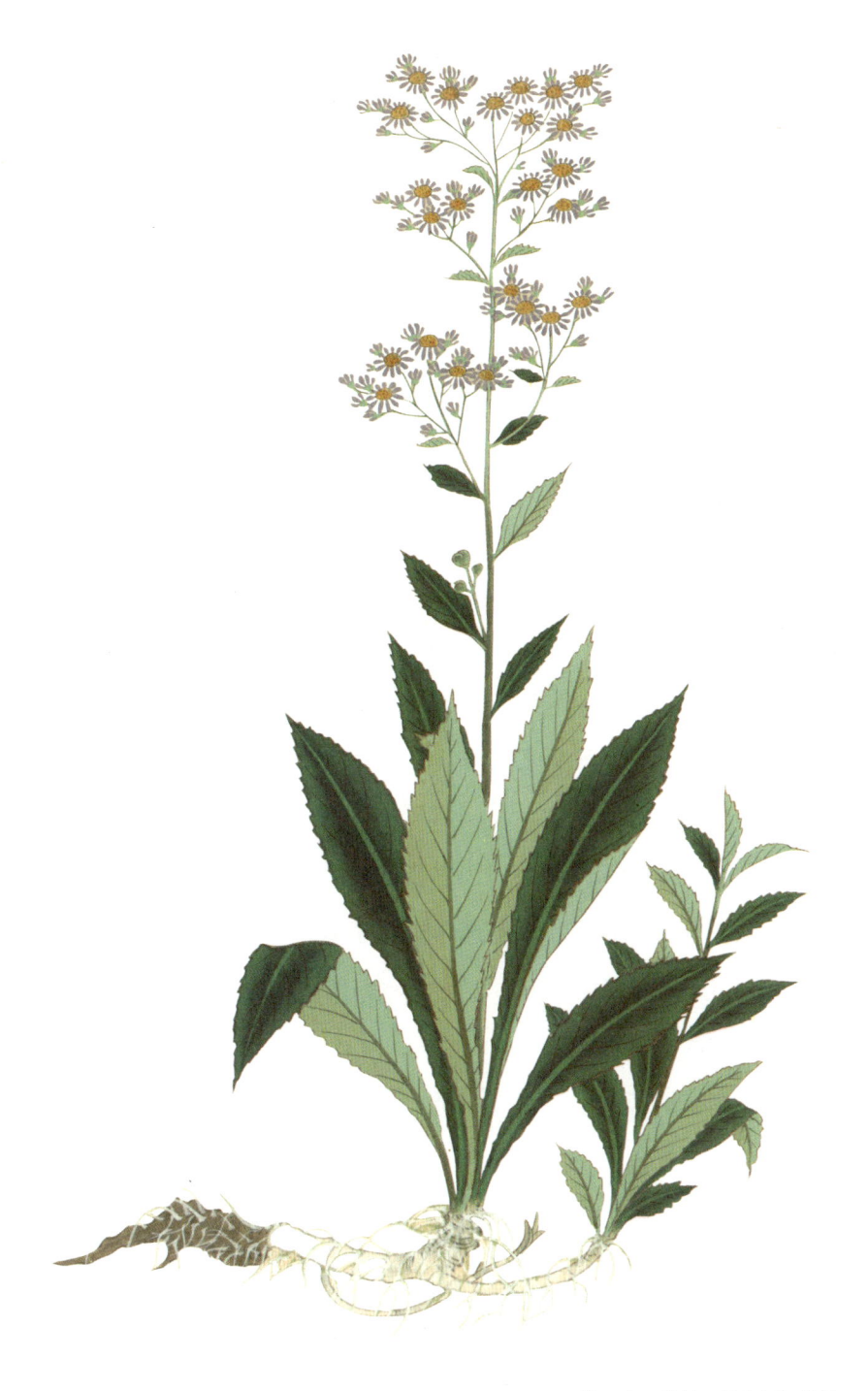

迎春花

百花之中最早开的花

别名 小黄花、金腰带
分类 木樨科，素馨属
习性 耐寒，惧涝
功效 消肿，活血，解毒

相传很久以前，人间很长一段时间都是冰天雪地、万物凋零的模样。天上的花神知道后，就召集百花开会，希望有花能在这寒风凛冽之际扎根人间，凭着顽强的意志打倒严寒，为人们传递春天到来的消息。

众花听后个个面露难色，都不愿忍受这样的折磨，只有一个年纪轻轻、身体瘦弱的小姑娘站了出来，语气坚定地告诉花神，自己愿意去。花神非常欣慰，赐给了小姑娘"迎春"的美名，又给了她一件黛（dài）绿色点缀着黄花的精美衣衫，让她御寒。小姑娘穿着花神赏赐的衣服，袅（niǎo）袅婷婷地来到了冰封的人间。她扎根在大地的各个角落，不惧严寒，迎着寒风开出了嫩黄色的花。

迎春花很快就赢得了人们的喜爱，她不仅能将冬天赶走，带来春天，给人们带来美的视觉享受，还能入药助人解除病痛。

迎春花，又名小黄花、金腰带，为木樨科素馨属落叶灌木。枝干细长，直立，光滑，无毛；叶对生；花单生，花萼绿色，花冠黄色，花期2—4月。

迎春花耐阴、耐寒，喜阳光，原产于我国甘肃、陕西、四川、云南西北部、西藏东南部等地。

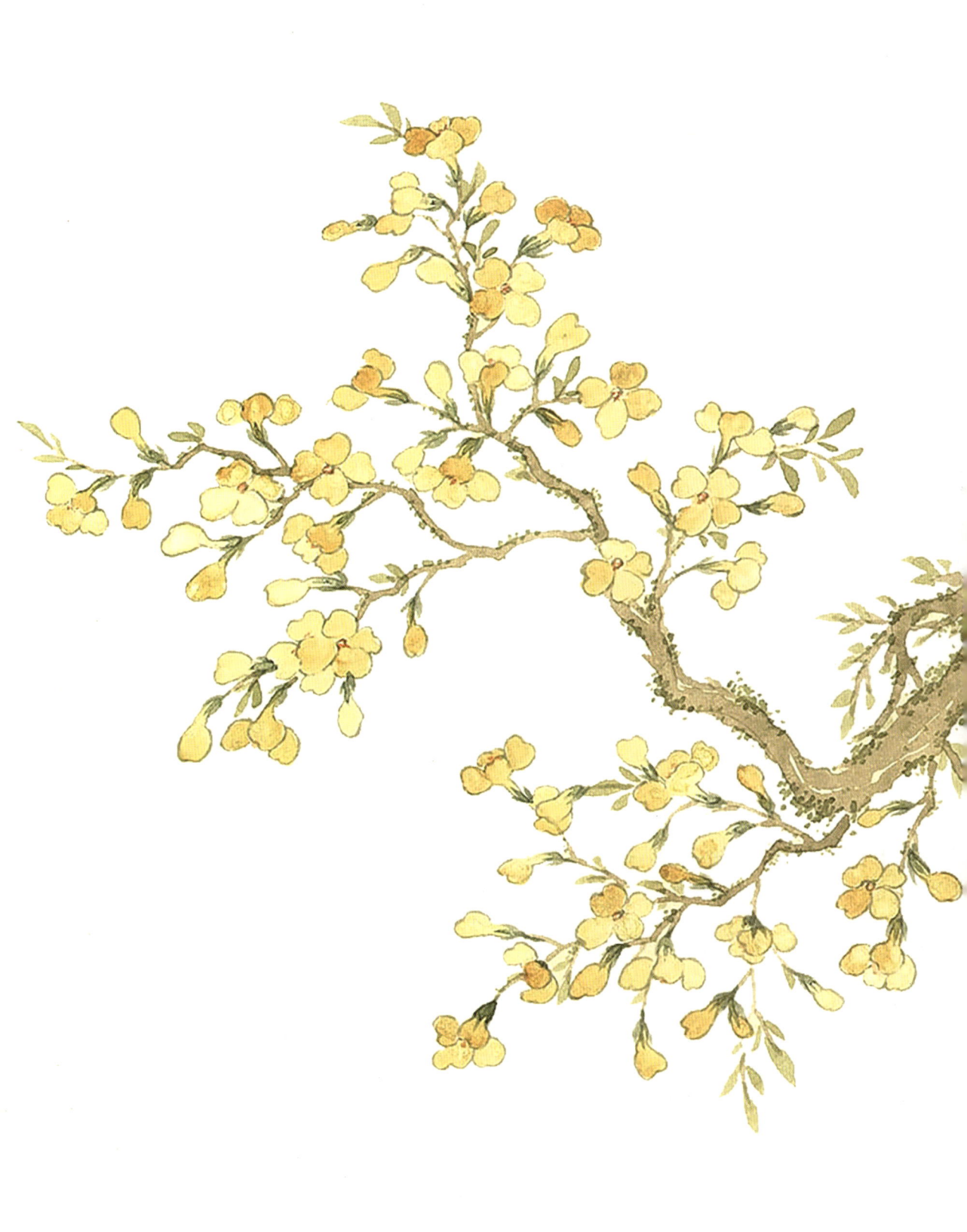

白术（zhú）
花像绣球一样的白术

别名	苍术、山蓟（jì）
分类	菊科，苍术属
习性	喜温凉、喜通风
功效	除湿益燥，和中益气

相传，南边仙境有一只美丽的仙鹤。仙鹤嘴里常衔着一株草药，它在为这株草药寻找人间最肥沃的土壤。一天，仙鹤来到天目山山麓（lù）的上空，看到那里有一处依山傍水的湿地，便决定把草药留在那里。

仙鹤把草药种下以后，悉心给草药除草、浇水，日夜在旁边守护着。日子一长，仙鹤竟化成了一座小山，周围的人将其称为"鹤山"。

有一年重阳节，鹤山附近的镇子上发生了一场瘟疫。正在人们恐慌时，镇子上来了一个姑娘，她穿着一身白色的裙子，裙子上绣着朵朵菊花和点点朱砂。这个姑娘摆了地摊，叫卖一种廉价的草药，并称这草药可以医治百病。人们都不相信姑娘的话，只有当地一个药铺老板见有利可图，把草药全部买了，随后将其掺到治疗瘟疫的草药里卖了出去。

令人没想到的是，这草药居然真的有奇效，服过草药的病人皆摆脱了瘟疫的折磨。药铺老板因此发了

白术，又名苍术、山蓟，为菊科苍术属多年生草本植物。全株高20～60厘米；根状茎粗大，略呈拳状；单叶互生，叶缘有刺状齿；头状花序单生于茎枝顶端，花小，紫红色；瘦果呈圆锥形，有白色长直毛。花期9—10月，果期10—11月。

白术喜欢凉爽的气候，不耐高湿，多分布于四川、江西、云南、贵州等地的山区湿地。

一笔大财。可他贪得无厌，想起姑娘临走时说家住鹤山，便打算入山采集更多的草药。然而，他到了鹤山后，找来找去也没有找到那草药。

转眼到了第二年重阳节，那个姑娘又来卖草药了。这一次，药铺老板计上心来，让自己的老婆趁姑娘不注意，用针穿了一根红线，别在了姑娘的裙子上。姑娘卖完草药后顺着一条荒芜的羊肠小道回家，药铺老板就带上伙计顺着那根红线在后面悄悄跟着。

走着走着，姑娘忽然不见了。药铺老板和伙计急忙满山寻找，都没有找到姑娘，却找着了一株穿着红线的植物。

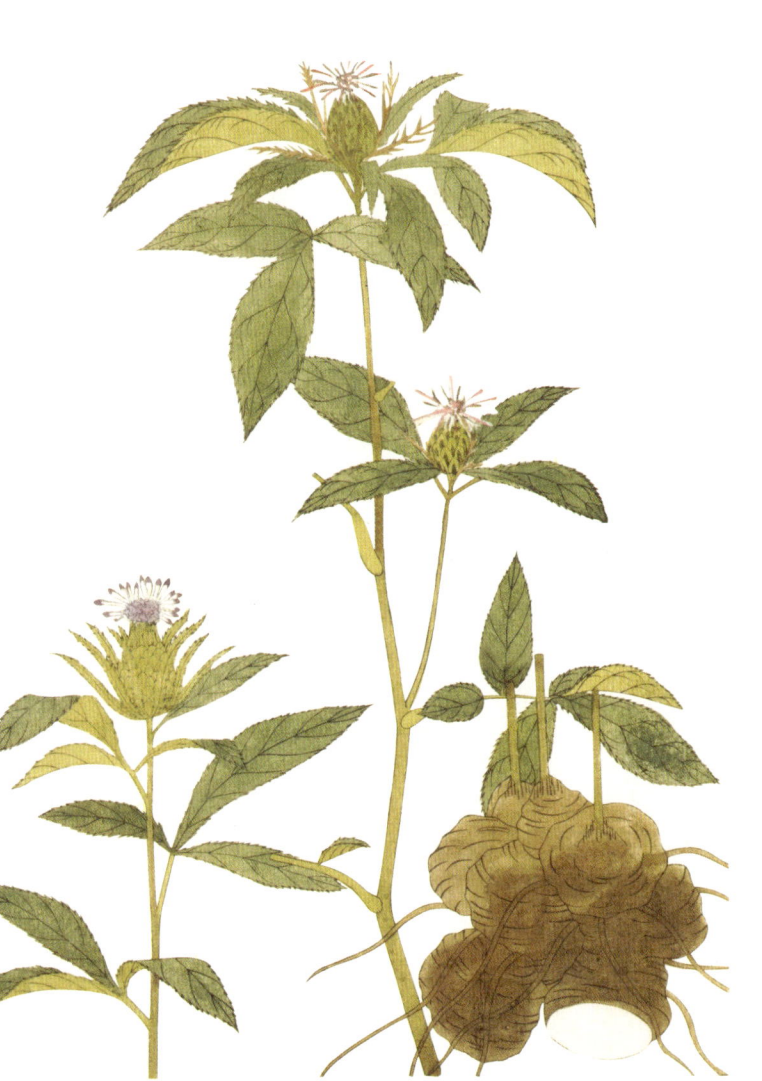

正当药铺老板拿起锄头准备挖那株植物时，那株植物忽然闪出一道金光，刺得他睁不开眼睛。等到他再睁眼时，那株植物已消失得无影无踪。从那以后，再也没有人见过那姑娘来卖植物。

后来，人们为了纪念这位治病救人、心地善良的姑娘，就将她卖的那种植物称为"白术"。

第三章 枝花：枝条纤细的花 | 047

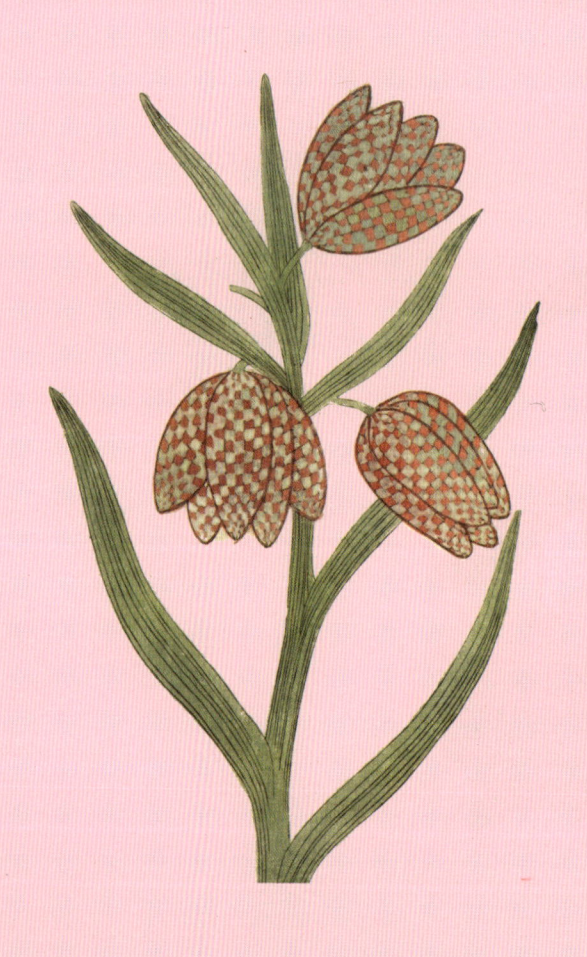

第四章

叶花：叶片肥厚的花草

桔（jié）梗

可以当凉菜的桔梗

别名 梗草、白药、铃铛花
分类 桔梗科，桔梗属
习性 喜光照，惧涝
功效 润肺，利咽，化痰，排脓

古时候有一女子姓商，名之南。有一年，之南所住的村子里出现了一种肺热病，很多村民都不幸染上了此病，个个咳嗽不止，胸闷腹胀，身体乏力。之南心地善良，又懂岐黄之术，便免费为村民医治，但她发现自己知道的所有草药都不能将这种病治好。看着患病的村民越来越多，之南决定到山中找能治病的草药回来救大家的性命。

之南说服了父母，背上药篓（lǒu），告别乡亲，独自进入深山。之南在山里走了几天几夜，从山脚走到山顶，从东面走到西面，但始终未发现可以治肺热病的草药。之南筋疲力尽，心中也绝望起来，不禁跪倒在地上，向上天祈求。话音刚落，周围突然刮起一阵大风，之南被风吹得睁不开眼睛，只觉得自己好像升到了空中，身下是一层软绵绵的东西，随后她就昏了过去。

之南再醒来时，发现自己躺在一块大石头上，周围是跟自己之前所在的山顶完全不一样的景色。正在

桔梗，又名梗草、白药、铃铛花，为桔梗科桔梗属多年生草本植物。主根呈纺锤形；地上茎高30～120厘米，通常无毛，极少分枝；花暗蓝色或暗紫白色。花期7—9月，果期8—10月。

桔梗喜欢有光照和凉爽的气候，在我国东北、华北、华东、华中地区及广东、广西北部等地均有分布。

她不知所措时，一位白胡子老者出现，对她说道："小姑娘别怕，此处是峨眉山，神仙被你救乡亲的真情打动，特派老朽带你到这峨眉山来采摘草药。"老者带之南来到一片药圃，只见那药圃中整整齐齐地种着许多开着各色鲜花的草药。按照老者的嘱咐，之南采了些开紫蓝色花的草药。老者还给了她一包草药种子，然后她就被送回了村里。

之南先用草药为乡亲治好了病，然后将种子分发下去，让大家种植。人们为了感谢之南的救命恩情，就给草药起名为"商接根"，意为希望商家人一代一代繁盛下去。后来为了简便，"商"字被省去，而"接根"叫着叫着就变成了"桔梗"。

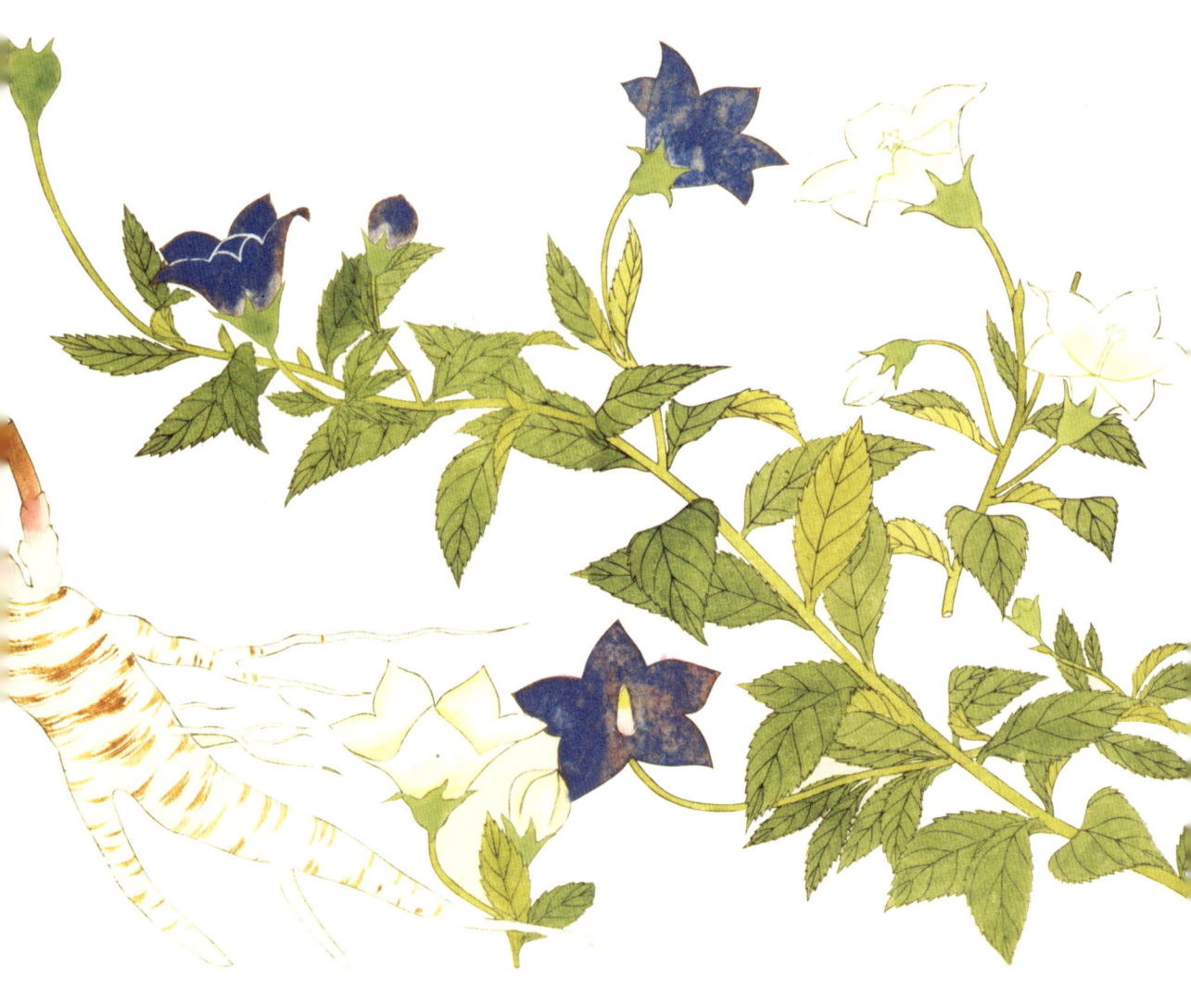

紫草

富含紫草素的紫草

别名：紫丹、地血
分类：紫草科，紫草属
习性：喜凉爽，喜湿润，惧涝、惧高温
功效：凉血，治血，解毒透疹

古时候，在一个偏远的小镇上，住着一对感情很好的新婚夫妻。某日妻子忽然高烧不退、陷入昏迷，身上还起了紫黑色的斑疹。丈夫带她看了很多郎中，但郎中都无奈地摇头，说治不好。

丈夫只好日日虔（qián）诚拜神仙，希望能出现奇迹。久而久之，丈夫的膝盖跪出了脓包，额头磕出几道血坑，就连鬓间也生出数根白发。神仙终于被他打动。

神仙对他说："既然你诚心求药，我便成全你。此处有一棵草药，需要你每日用心浇灌，待它开花时，你便可挖其根部熬成汤药去救你的妻子了。"

丈夫听了喜出望外，连忙接过草药叩谢神仙。他每日悉心呵护草药，终于等到了它开花的那天。

丈夫激动地挖出草药的根部，熬成汤喂妻子喝下。不久，他的妻子便痊愈了。

因为这棵草药的根部是紫色的，人们便称它为紫草。

紫草，又名紫丹、地血，为紫草科紫草属多年生草本植物。全株被粗硬毛；根粗壮，略呈圆锥形；地上茎直立生长；叶无柄。花期6—7月，果期8—9月。

紫草耐寒，忌高温，怕水浸，在我国的辽宁、河北、山东、山西、河南、江西等地均有分布。

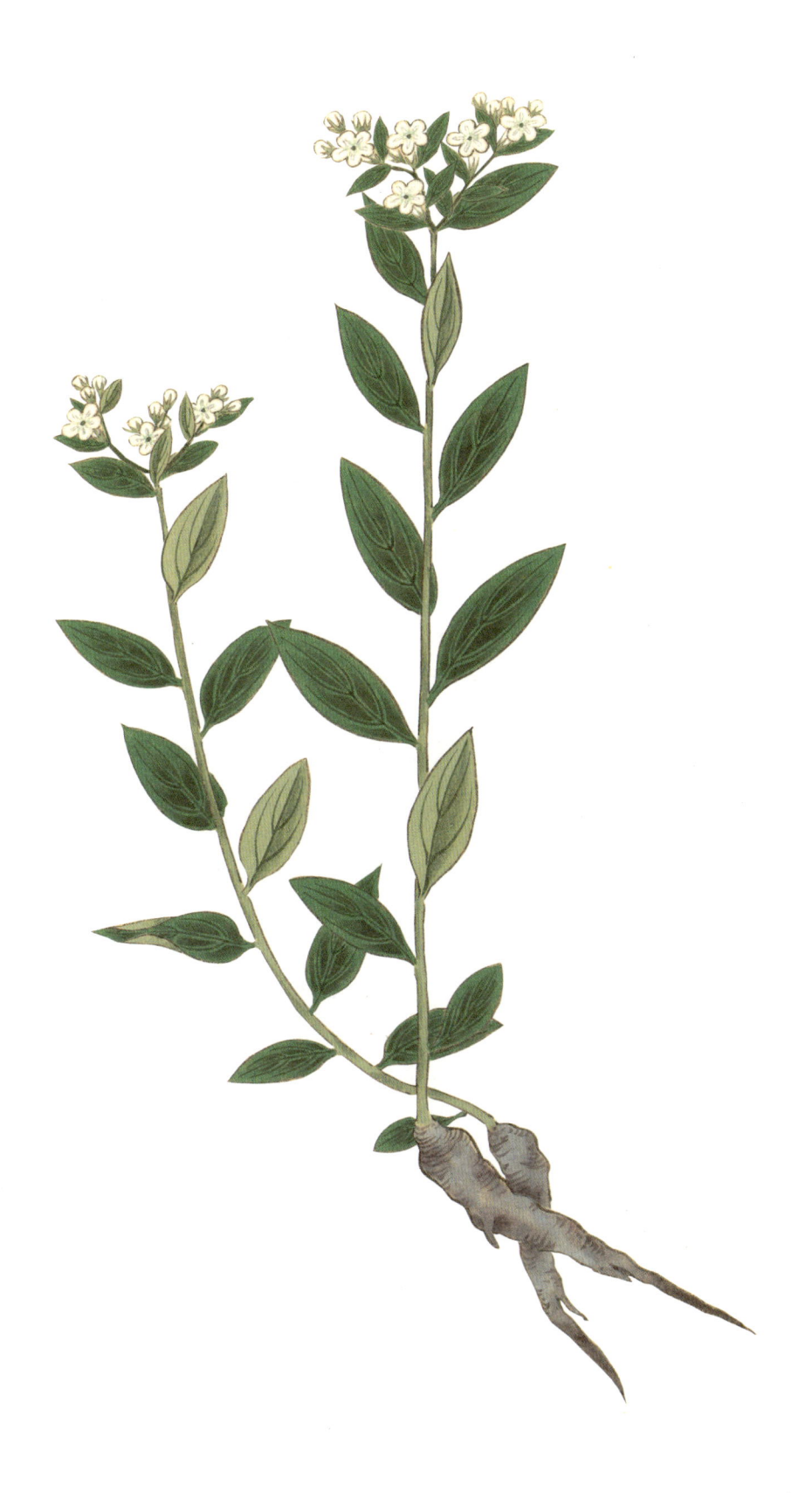

第四章　叶花：叶片肥厚的花草　|　053

贝母

像贝壳组合在一块儿的花

别名 空草

分类 百合科，贝母属

习性 耐寒，喜湿，惧高温

功效 化痰，降气，止咳

传说很久以前，有一个妇女一连生了三胎死婴，她的婆婆觉得事有蹊跷（qī qiao），便请来一个算命先生。算命先生说："你家媳妇生得一副克子之相，此乃天命，无解。"

这个婆婆一听，十分气愤，对算命先生说："我家三房就守着这么一个儿子，却娶了这么一个命硬的媳妇。再这么下去，香火怕是要断了呀，我这就去找我儿子，把这媳妇给休了。"

然而，她的儿子与媳妇感情很好，儿子不愿意休妻。正当一家人争执不下的时候，家门口路过一个老道人。老道人见状上前询问："你们有何难处？"

儿子一把抓住老道人的衣袖向他倾诉。老道人听后表示自己略懂些医术，不知是否方便看看病人。于是，一家人便领着老道人来到妇女的房间。

老道人看后便对婆婆说："你家媳妇根本不是命硬，而是患了肺痨之症。她肺脏有邪，气力不足，生下的胎儿自然不能长寿。再加上肝脏缺血，供血不

贝母，又名空草，为百合科贝母属多年生草本植物。地上茎直立，无毛，绿色或深紫色；叶通常对生。花期5—7月，果期8—10月。

贝母多生长于海拔2800～4700米的草地、河滩、林中、山谷、灌丛下等的湿地或岩缝中。

足，这易使她产后晕厥。我教你们认识一种草药，让她连续吃上三个月，再进行一年半载的食补，保证她能生出个健康的孩子来。"说完老道人便离开了。

听了老道人的话后，婆婆便不再提让儿子休妻一事。儿子每日按老道人说的上山采药，回家煎汤给妻子喝，还亲自下厨为她准备饭食调养身体。

一年以后，媳妇不仅身体好了，还生下一个健健康康的孩子。一家人多方打听找到了当初那位老道人，向他致谢。临走时儿子随口问起草药的名字，老道人笑道："尚未起名。"

儿子听后便兴奋地说："我们的孩子名叫宝贝，他的母亲靠着这种草药调理好了身体，将他安全地生了下来，不如就叫它贝母吧！"

于是，"贝母"这个名字就这么流传下来了。

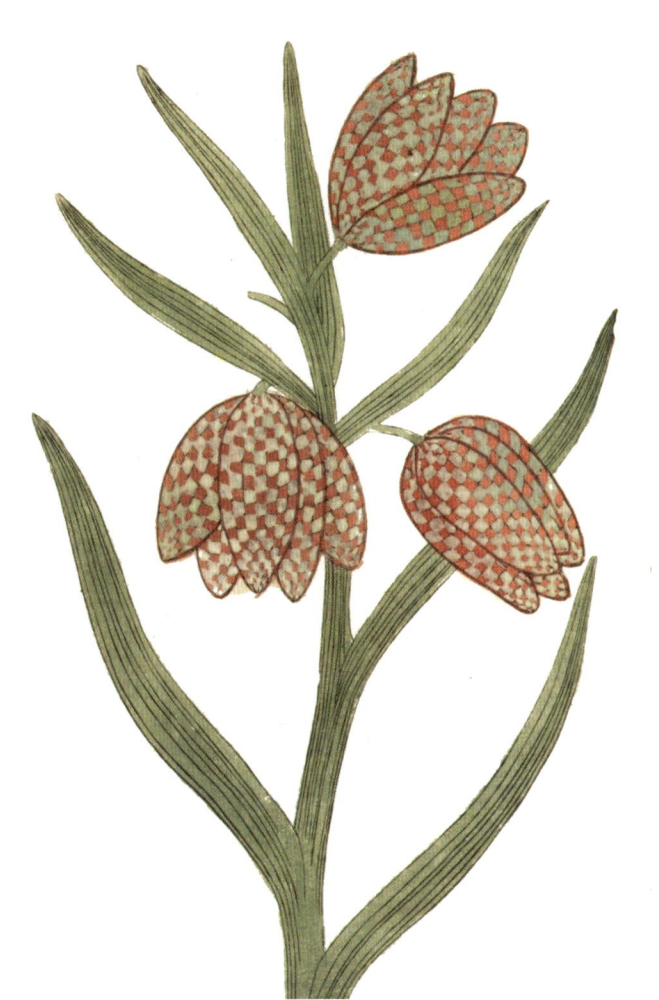

兰草

花香怡人的兰草

别名 佩兰
分类 菊科，泽兰属
习性 喜温暖、喜湿润、耐寒、惧旱、惧涝
功效 醒脾开胃，发表解暑

很久以前有户人家，家里有哥、嫂和小姑子三人，后来哥哥去外地做生意，家中就只剩下了姑嫂二人。

有一年，嫂子佩兰突然生了病，头痛，恶心，虚乏无力。小姑子藿（huò）香略懂药理，看到嫂子这般，知道她是中了暑热，便将嫂子扶到床上，说："嫂子别怕，你这是中暑了。我以前跟哥哥上山采药时认识了两种解暑的草药，你安心躺着，我这就给你采去。"佩兰知道山路陡峭，还常有毒虫、毒蚁，就拦住藿香不让她去。但藿香心系嫂子的病，虽然嘴上答应了，却还是悄悄上山采药。

一段时间后，藿香回来了，药篓里装满了草药。但她一进门就摔倒在地上。佩兰闻声出来，只见小姑子的腿乌青发紫，异常肿胀。佩兰知道藿香这是被毒虫咬了。情急之下，她抱起小姑子的腿就用嘴去吸毒液。然而已经来不及了，藿香很快没了气息，佩兰也中毒倒在了地上。

兰草，又名佩兰，为菊科泽兰属多年生草本植物。根肉质肥大，淡红褐色；地上茎被少量短茸毛；叶自茎簇生。花期、果期7—11月。

兰草多生长于水边低湿处，在我国江苏、河北、广东、广西等地均有分布。

周围的邻居听到声响,纷纷赶来,看到佩兰尚有一口气,便打算把她送到郎中那里去救治。但佩兰却摆了摆手,说自己已经不行了。她挣扎着把藿香采来的那两种草药的药效告诉了大家,说完就离世了。

人们为了纪念她们,就把圆叶粗茎的草药叫作"藿香",把尖叶细茎的草药叫作"佩兰"。

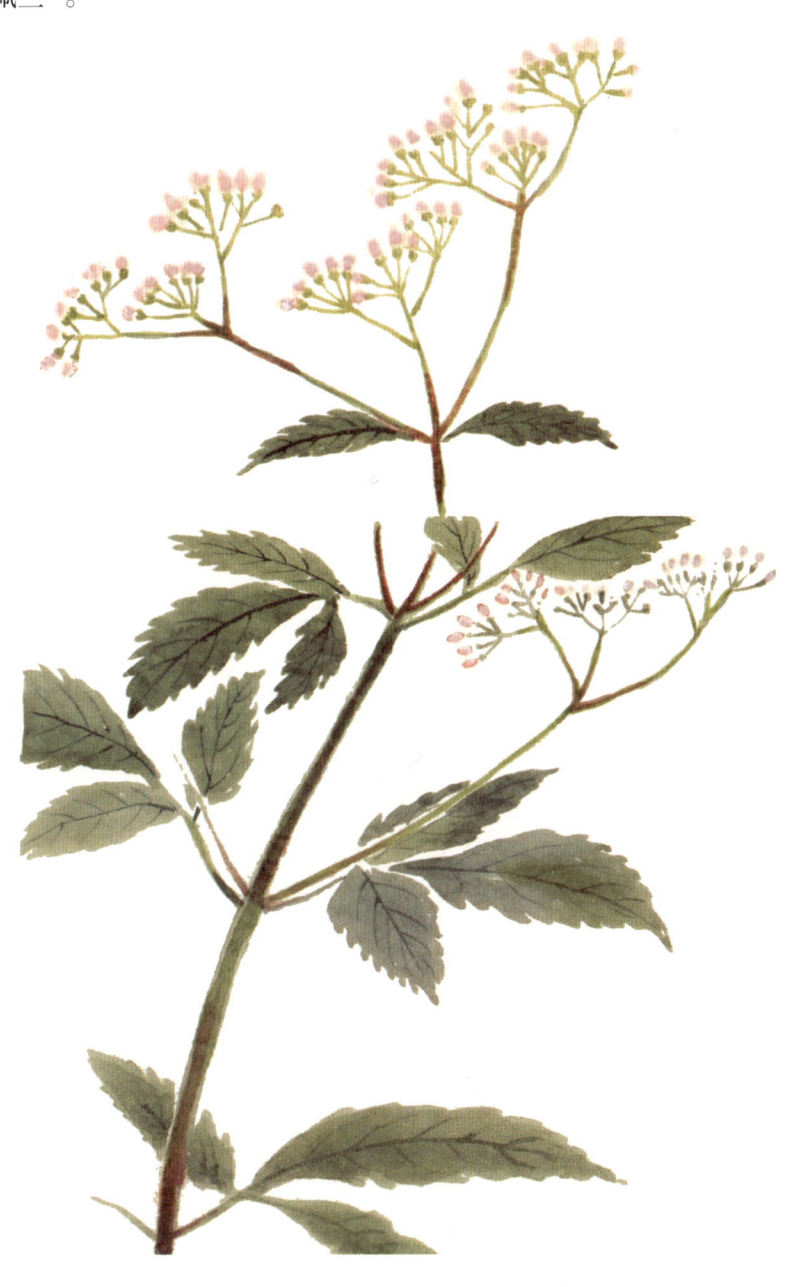

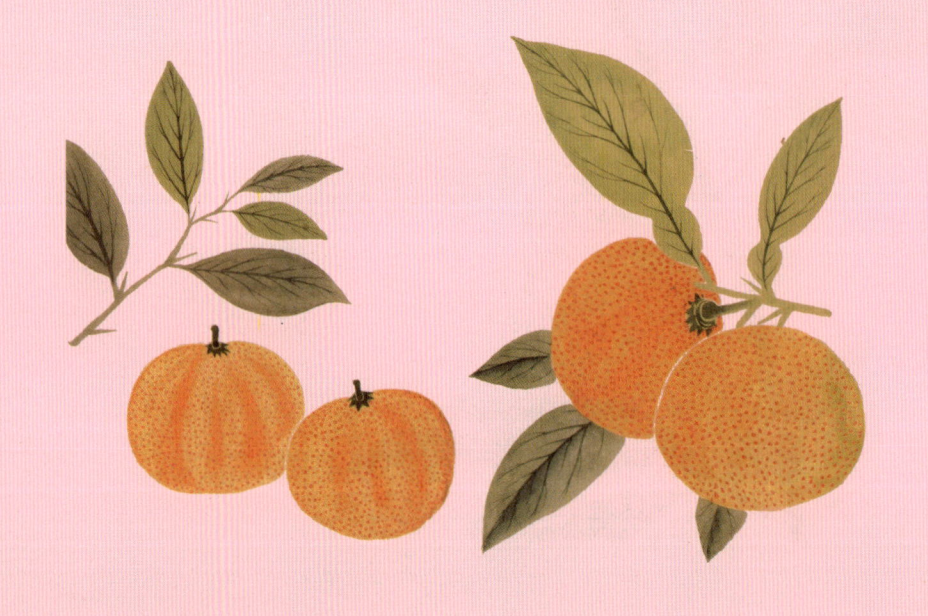

第五章

山果：长在山中的果实

梨

香脆多汁的梨

别名 鸭梨
分类 蔷薇科，梨属
习性 喜温暖、喜光照
功效 清热解毒，生津化痰

梨的种类有很多，其中莱阳梨种植历史悠久，爽脆甘甜，富有美名。关于莱阳梨还有一个有趣的故事。

古时候有一个董姓书生进京赶考，到莱阳境内后突然病倒了，感觉全身乏力、口渴。其书童宁朗到处求医，可是董书生的病情一点儿不见好转，身体一天比一天糟。

这天，宁朗又请来一个郎中。郎中为董书生把脉后摆手说道："公子已病入膏肓，无药可医，还是赶快回到家里，去见双亲最后一面吧。"

董书生本想拖着病体继续进京，但听了郎中的话，想到年迈的双亲，最终还是改变了主意，让宁朗找了辆马车回家去。

才走没多久，身体虚弱又十分口渴的董书生突然闻到一股清香，瞬间精神了许多。他挣扎着坐起来，拉开车帘向外看去，只见外面是一大片梨树，树上结满了黄澄澄的大梨。董书生刚想让宁朗去买点梨吃，突然发现道边有一棵异常高大、粗壮的梨树，似已有百岁高龄，但依旧枝繁叶茂。董书生想到自己即将不

梨，又名鸭梨，为蔷薇科梨属植物。树根系发达；叶大小因品种而异；花有五瓣，通常为白色，有时略带黄色或粉红色；不同品种的梨果皮颜色大不相同，有黄色、黄褐色、绿色、绿褐色、红褐色及紫红色等。

梨喜温暖、喜光照，对土壤适应性强，在我国各地广泛分布，安徽、山东、河北、辽宁四省是我国梨的集中产区。

久于人世，不由得感慨万千，就让宁朗把自己搀扶到老梨树前。

董书生正对着梨树倾诉心中苦闷时，树后突然走出一位仙风道骨的老者。老者说道："公子切莫悲伤。"董书生一听，悲叹道："先生不知，我已病入膏肓，命不久矣。"

老者听后摇摇头："公子的病可医，"边说边将手中的一个梨递了过去，"你先将此梨吃下。"

董书生将信将疑，但还是将梨吃了下去。吃过梨后，他突然感觉胸口没有那么闷了，身上也有了些力气，刚想开口问，却被老者打断了："不用问缘由，若想康复，每日饭后一个莱阳梨，保你一个月后痊愈。"

董书生作揖道谢，抬头却发现老者已经不见了。董书生按照老者的吩咐每日吃梨，一个月后果然痊愈了。后来他顺利到达京城并高中了状元。之后董书生将莱阳梨献给皇上，皇上吃过后赞不绝口，当即下旨将莱阳梨定为皇家贡品，莱阳梨也因此名扬天下。

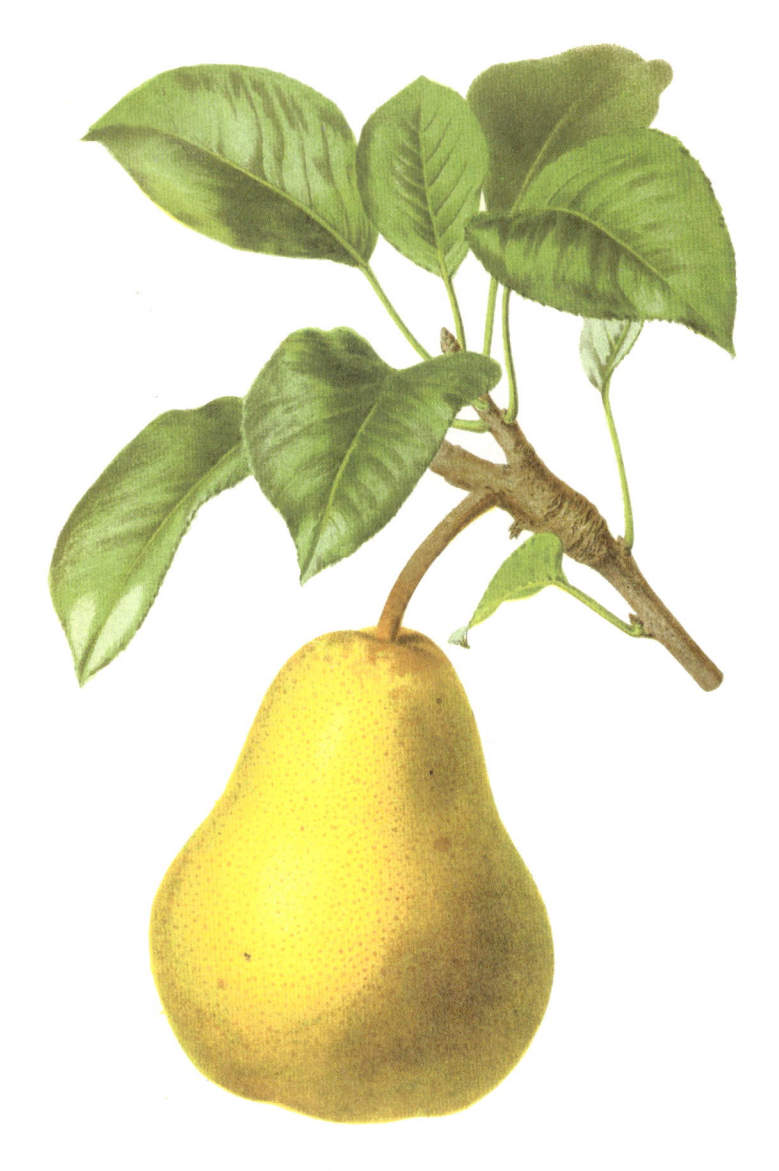

木瓜

长在树上的水果

别名	海棠、木李
分类	蔷薇科，木瓜属
习性	喜光，耐旱，惧阴、惧涝
功效	清肺，祛湿，活血通络

古时候有一个名叫顾安中的人，一次外出时不小心伤到了脚，只好乘船回家。在船上，他为了使自己好受些，便将两脚放在了一包装满货物的袋子上。下船时，顾安中竟发现自己的脚没有那么胀痛了。他觉得非常神奇，就问道："船家，那袋子里装的是什么？"船夫回答："是木瓜。"

回家的路上，顾安中一边一瘸一拐地走着，一边留意着路边的摊位，最终买到了一个木瓜。顾安中回到家中，将木瓜切成薄片后放在脚上敷，不久后受伤的脚就痊愈了。此后，顾安中常向人提起木瓜治脚伤的事情，木瓜可治疗风湿痹痛的奇效也就被人们熟知了。

木瓜，又名海棠、木李，为蔷薇科木瓜属灌木或小乔木。树高5～10米；小枝圆柱形，幼时长有柔毛，柔毛脱落后为紫红色；叶整体呈椭圆状卵形或椭圆状长圆形，边缘有尖锐锯齿；花于叶腋处单生，花瓣淡粉红色；果暗黄色，味芳香。花期4月，果期9—10月。

木瓜喜暖不耐阴，见果前喜半干半湿，见果后喜湿，对土壤要求不严，在我国广东、广西、云南、台湾、福建等地均有种植。

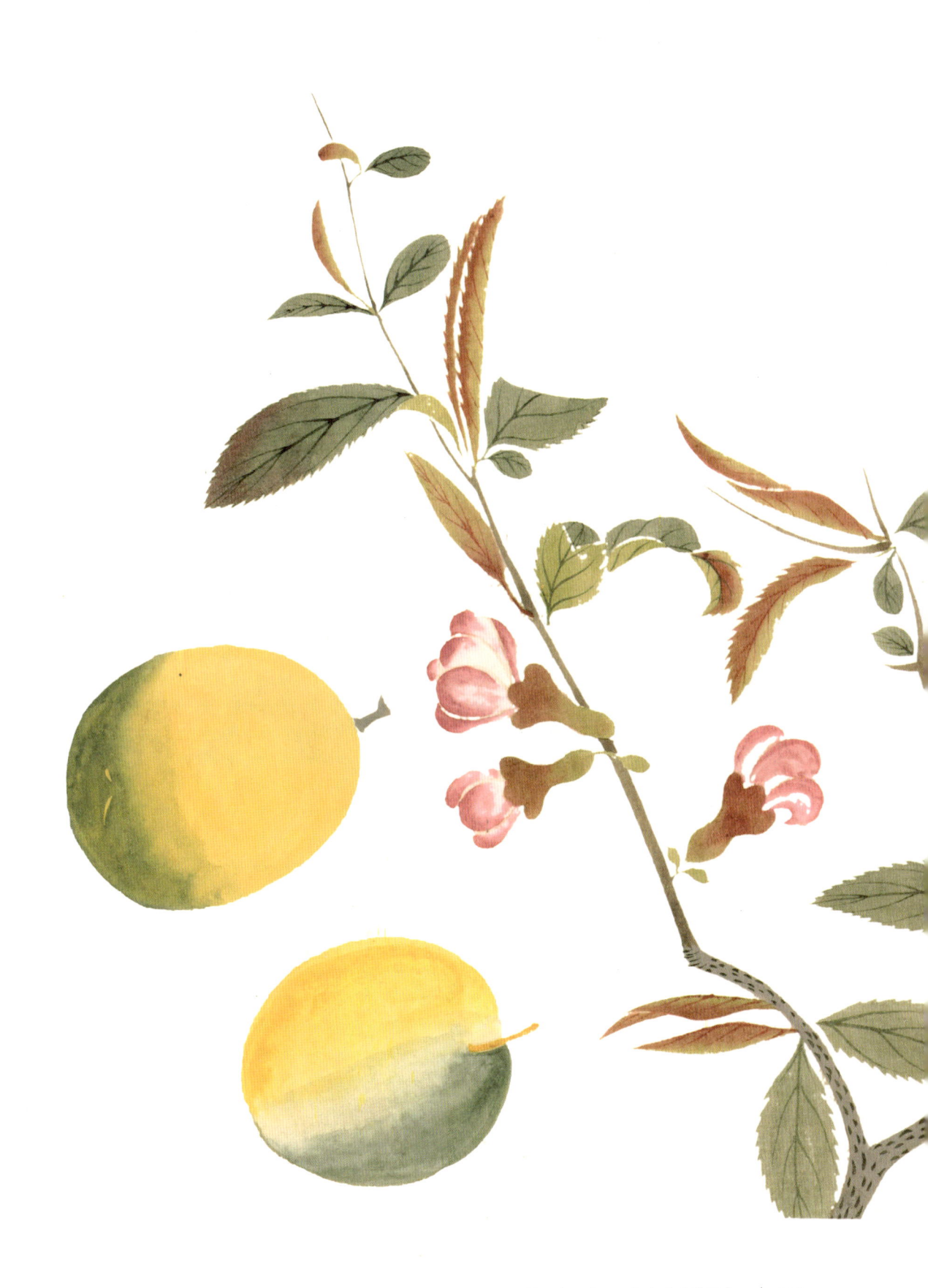

第五章　山果：长在山中的果实

山楂

酸酸的山楂红满山

别名 山里果、红果

分类 蔷薇科，山楂属

习性 适应性强、耐寒、耐高温

功效 健脾胃，消食，去疝（shàn）气

相传，古时候有座驼山，山脚住着一个美丽的姑娘，名字叫石榴。在情窦（dòu）初开的年纪，石榴爱上了同住在山下、英俊又善良的小伙子白荆。令人欢喜的是，白荆也对温柔可人的石榴一见倾心。

可是好景不长。一天，石榴去集市上卖山果，偶遇到民间微服私访的皇帝。皇帝被石榴的美貌所吸引，想封其为妃，可石榴心中只有白荆，断然拒绝了皇帝的要求。盛怒之下，皇帝派人将石榴强行抓回了宫中。无奈之下，石榴骗皇帝说自己的母亲刚去世，请求为母亲守孝百天。皇帝答应了她，将她关在了一处幽静的院落。

白荆得知石榴被皇帝带走后，一路追至南山，日夜站在山顶朝着皇宫的方向守望，久而久之竟化作了一棵小树。后来，石榴从院落逃脱，回到了村里，寻遍各处也不见白荆的身影，在村里人的告知下才知道白荆去了南山。石榴在南山找到那棵小树，伤心痛哭，随后竟也化成了一棵小树。后来，树上结满了鲜

山楂，又名山里果、红果，为蔷薇科山楂属落叶乔木。全株高可达6米；树皮粗糙，暗灰色或灰褐色；小枝无毛，嫩枝紫褐色，老枝灰褐色；叶长5～10厘米，宽4～7.5厘米；花一般为白色，花药粉红色；果多为深红色或粉红色，有浅色斑点，近球形或梨形。

山楂喜欢凉爽、湿润的气候，喜光且耐阴，耐寒、耐旱，也耐高温，适应性强，对土壤要求不严，一般生于荒山、山谷、阳坡等地，在我国东北、华北等地区均有分布。

红的果子，人们便将这红果叫作"石榴"。

皇帝知道这事后命人将那两棵树砍断，并禁止人们再喊"石榴"，改叫"山渣"。人们被石榴和白荆的爱情感动，对石榴刚强不屈的性格十分赞赏，就偷偷地留了红果的种子进行种植，并将"山渣"改为了"山楂"。

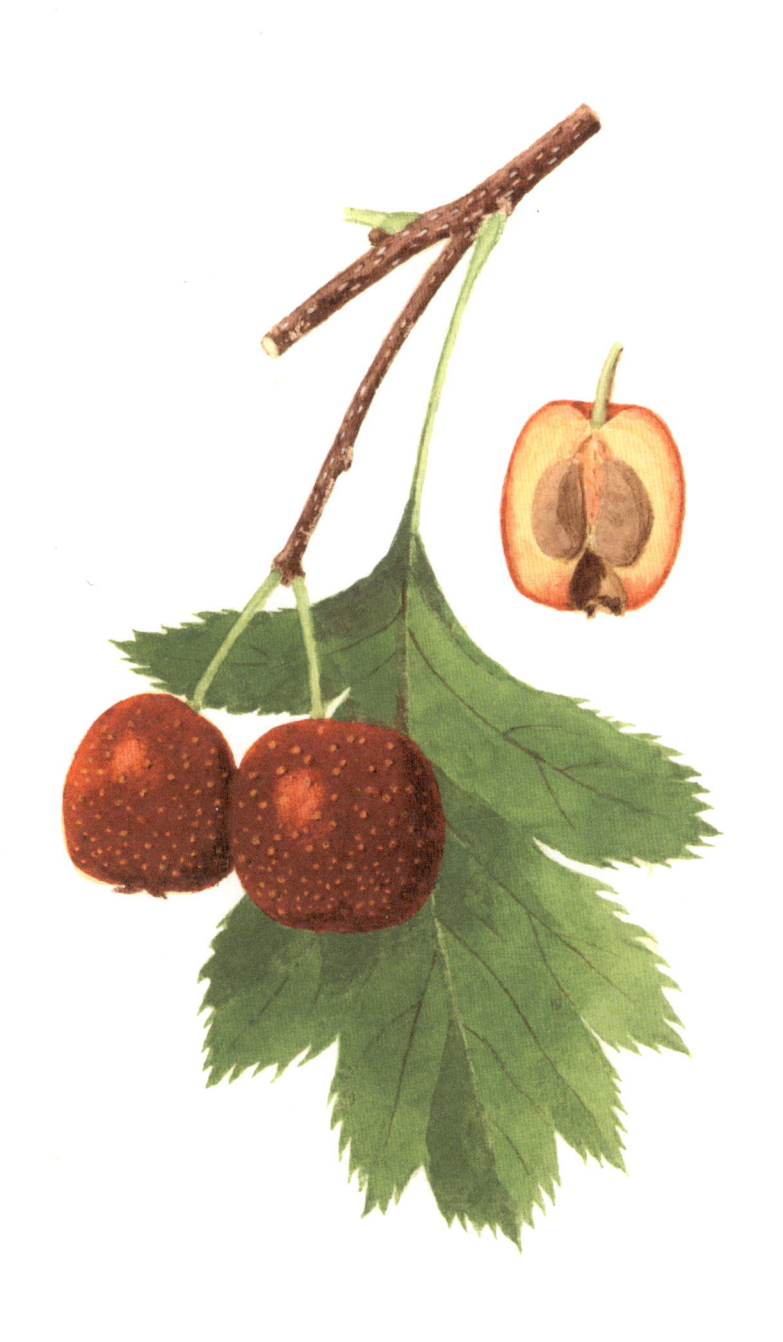

君迁子
可爱的小柿子

别名：黑枣、野柿子
分类：柿科，柿属
习性：适应性强、耐寒、耐旱
功效：健脾胃，安神补血

很久以前，耀州城外是一片碧绿宽广的湖泊，其清澈的湖水灌溉着两岸的农田，使得耀州城年年藕肥稻香、五谷丰登，百姓安居乐业。

可是有一天，从遥远的地方来了一条邪恶的青龙，它将耀州湖霸占，又施展妖术，驱散云雨，使耀州城连年大旱，庄稼颗粒无收。这种情况下，耀州城的贪官劣绅勾结巫婆和神棍，常以"祭龙"为由搜刮民脂民膏，百姓苦不堪言。

当时，耀州湖边上有一个叫作十八坊的村子，村里有一个富有正义感、嫉恶如仇的青年，名为君。君生得高大威猛且有胆有识，他看到水深火热中的百姓，决心除去恶龙。君将自己的打算告诉了未婚妻迁子，迁子十分支持他。

在一次祭祀仪式上，恶龙幻化成一个黑面老者踏着浪花朝岸边走来。当时岸上的人都被吓得一动不敢动，只有君和迁子在秘密地进行着他们的计划。在恶龙即将上岸时，迁子上前假装献祭品。在迁子转移恶

君迁子，又名黑枣、野柿子，为柿科柿属落叶大乔木。幼时树皮浅灰色，表面平滑；叶整体为椭圆形至长椭圆形，上面深绿色，下面绿色或粉绿色；果长6～7毫米，呈椭圆形。

君迁子喜阳，耐寒、耐湿、耐干旱瘠薄，抗污染性强，喜肥沃、深厚的土壤，但对瘠薄土、中等碱性土及石灰质土有一定的忍耐力，常分布于山地、山坡、山谷的灌丛中或林缘，产于我国山东、河北、江西、贵州、西藏等地。

龙注意力的时候，君突然从人群中钻出来，铆足劲挥刀向恶龙砍去。不料恶龙有所防备，向左一闪躲过了君的攻击，一旁的果树被拦腰砍断。恶龙回过神来，现出原形和君搏斗。最终恶龙被君和迁子合力杀死，但他们也因为伤势过重离开了人世。

村子里的人为君和迁子举行了隆重的葬礼，把他们合葬在被砍断的果树下。第二年，人们发现君和迁子的坟头竟新长出了两棵树。为了纪念君和迁子，人们就给那两棵树起名为"君迁子"。

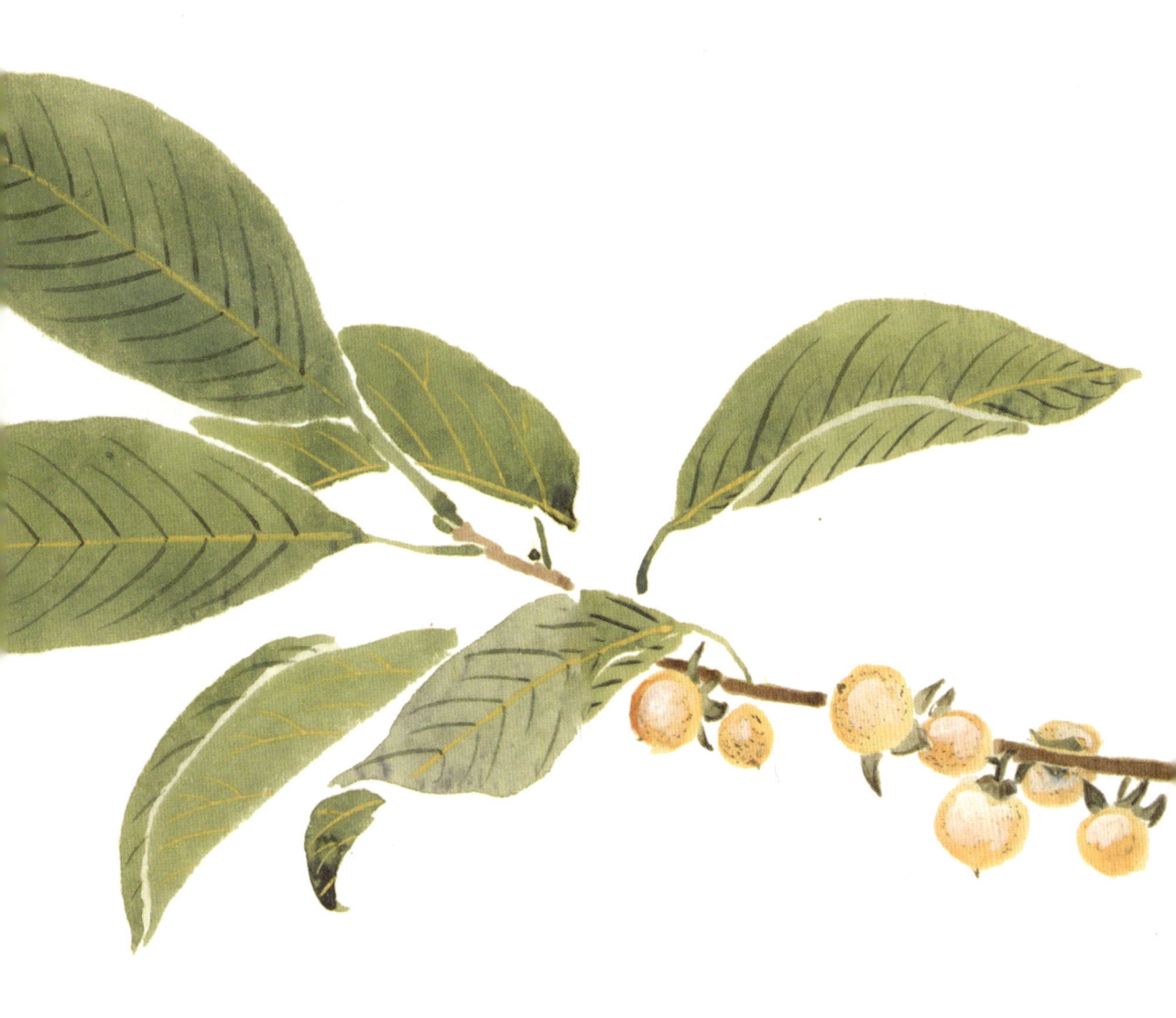

柿
树上挂满红灯笼

别名	柿子
分类	柿科，柿属
习性	喜温暖、喜湿润、耐寒、耐贫瘠
功效	止咳、清热解毒、涩肠止血

很久以前，有一个小山村，村里住着一个任老汉，和小儿子四子相依为命。四子勤快、孝顺，每天都上山砍柴，回来时还会给父亲带些在山上摘的软枣尝鲜。山上只有几株软枣树，上面的果子又少又小。"要是这果子又大又多就好了，这样村里的人就都可以尝尝。"四子看着树上稀疏的软枣陷入了沉思。

这天，四子回家时发现自家门前树上的鸟窝不见了。四子到附近寻找，发现是几个孩子将鸟窝打了下来，还打伤了窝里的小鸟。四子跑过去把几个孩子赶走，将小鸟抱回了家。经过四子和任老汉的精心照料，小鸟的伤口很快就愈合了。

又一天，四子听到树上传来叽叽喳喳的叫声。他抬头一看，只见小鸟从窝里衔出一根树枝丢给了他。四子拿着树枝疑惑不解地回到家里，一进门却见一个姑娘正在做饭。还没等他发问，任老汉就说："四子，这个姑娘叫火晶，逃难来的，以后咱们就是一家人了。"四子闻言向姑娘问了好。火晶看到四子手中的

柿，又名柿子，为柿科柿属落叶乔木，品种良多，通常被分为甜柿和涩柿两大类。全株高10～14米或在14米以上；新叶有茸毛，老叶上面深绿色，无毛，有光泽，下面绿色，有柔毛或无毛；花雌雄异株，聚伞花序，花瓣黄白色；果形状多样，有球形、扁球形、卵形等，嫩时为绿色，后变为黄色、橙黄色。

柿属阳性植物，喜温喜阳，抗旱、耐瘠薄，也有一定的耐寒性，但不耐盐碱，在肥沃、深厚、湿润、排水良好的土壤中能够较好生长，我国各地广泛种植。

树枝，说道："四子哥，我知道这个是做什么的。"

火晶带着四子拿着树枝来到那几棵软枣树下，并让四子砍下软枣树的一截树枝，然后将手中的树枝接在了软枣树树枝上，用树皮缠绕固定后种下。不久后，他们种下的树枝竟然生根发芽了，第二年便开花结了果，果实又大又多，味道也好。任老汉将果实摘下保存了起来，一直没舍得吃，直到第三年过年时才将果子端出来给乡亲们品尝。令人惊奇的是，那果子放了这么长时间，还是又红又软。村里几位老人给果子起名为"火晶柿（四）子"。

后来，村里各家各户都开始种植火晶柿子。

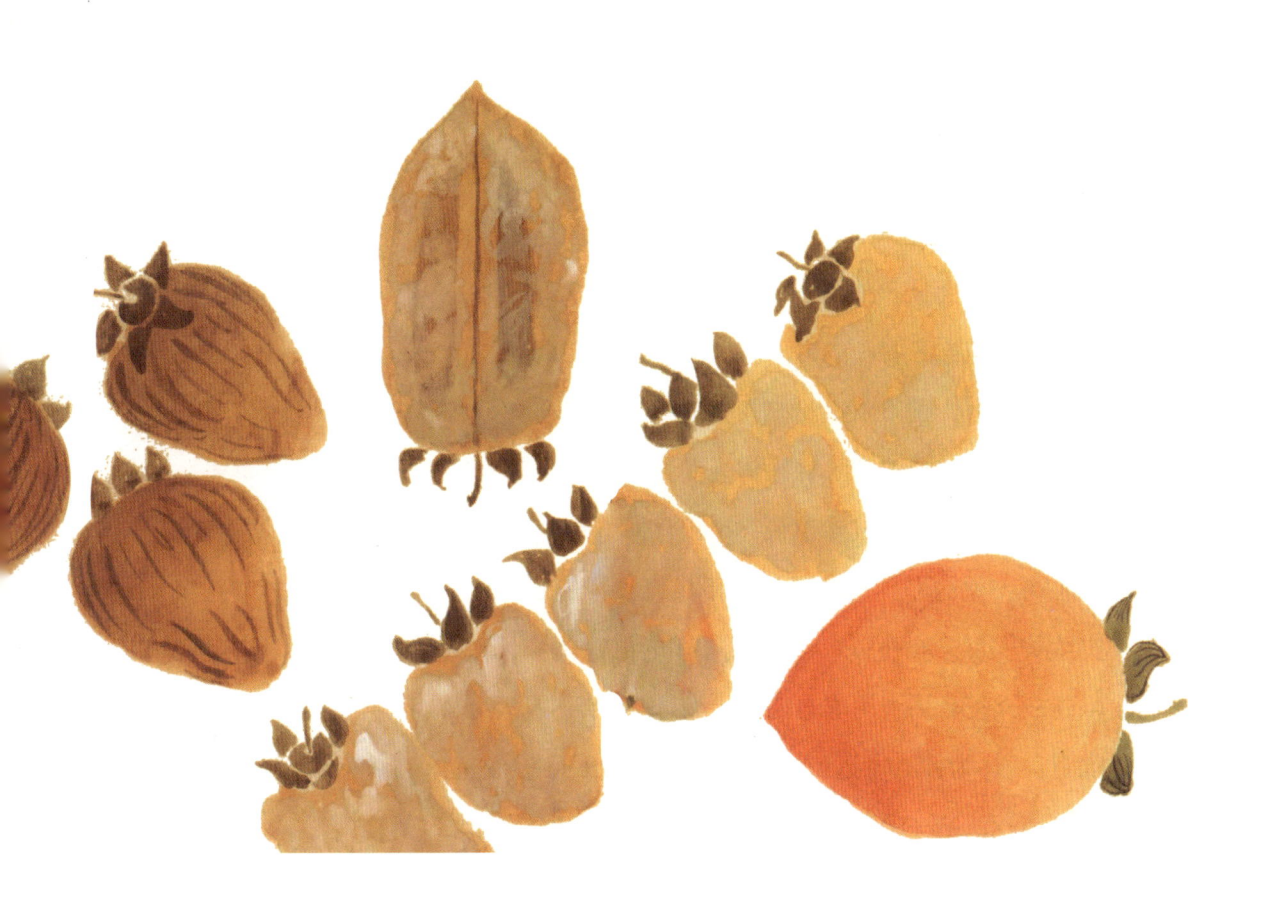

石榴

"肚子"里藏着许多果实

别名	丹若、金罂（yīng）
分类	千屈菜科、石榴属
习性	喜光，耐寒、耐旱，惧涝
功效	祛痘，止泻，止血收敛

石榴是汉代时张骞（qiān）从西域带回的水果。

相传，张骞奉汉武帝之命出使西域，途经某国时受到国王的热情招待，在那里住了好长一段时间。当时，张骞的住所前有一棵开着火红花朵的果树，他十分喜欢，经常为之浇水、施肥。

一天晚上，张骞正在房中读书，突然一个红衣绿裙的女子推门而入，来到他面前作揖，说道："听说大人不久后将离开，请您带上奴婢。"张骞既惊奇又疑惑，但拒绝了女子的请求。

临走时，国王要送给张骞很多礼物，张骞一一婉拒，只要了他房前的那棵果树。归途中，张骞等人遭遇了匈奴的军队，虽然他最终杀出重围，但遗失了那棵果树。他们回到长安后，马不停蹄要进宫面圣时，突然被一女子叫住："大人等等我！"张骞闻声回头，发现来人正是那天请求自己带上她的女子，张骞不禁问道："你为什么不远万里来追我们？"女子答："途中被遗落，就一路赶来，以报大人您往日的灌溉之

安石榴即石榴，又名丹若、金罂，为千屈菜科石榴属落叶灌木或小乔木。全株高5～7米，树干灰褐色；叶对生或簇生；花有钟状花、筒状花之别，花瓣有单瓣、重瓣之分，多为红色，也有白色、黄色、粉色等；果成熟后为大型、多室的浆果，外种皮鲜红色、淡红色或白色。

石榴耐寒、耐旱，也耐瘠薄，不耐涝和荫蔽，喜欢温暖、向阳的环境，多生长于海拔300～1000米的山上。

恩。"说完便跪在地上消失了。

正当张骞等人诧异时,那女子跪的地方长出一棵花红叶绿的果树,和张骞带走的那棵一模一样。后来,这棵果树就被移植到了宫中,它就是石榴树。

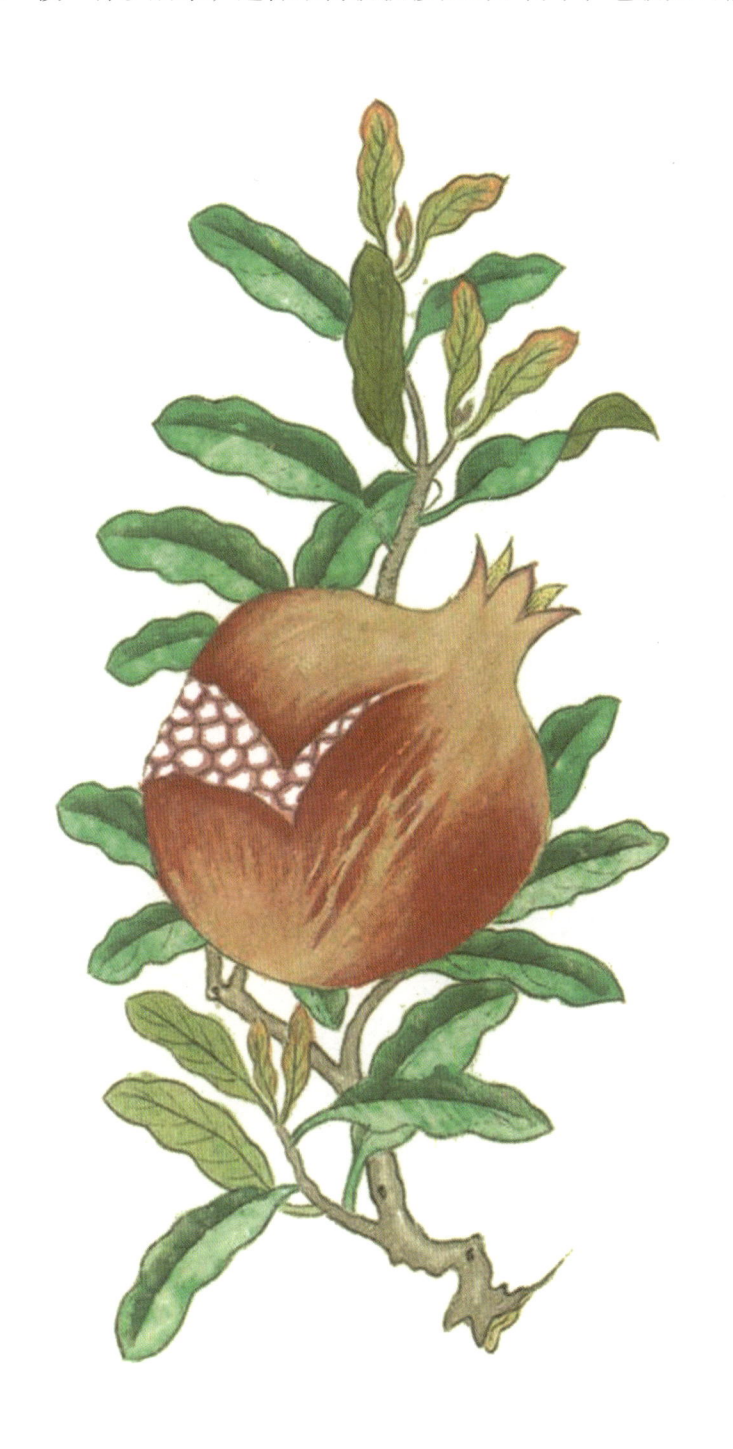

橘

浑身都是宝的橘子

别名 橘子
分类 芸香科，柑橘属
习性 喜光照，惧暴晒
功效 消肿解毒，止咳化痰

相传，世间曾有一颗顽石，它集天地之灵气，吸日月之精华，逐渐有了灵性，幻化出了人形，被某位神仙收为座前童子，即石童。

一日，神仙问身边的弟子们："尔等修成正果之后，想行什么善事？"石童道："我知道南天门外金果树上的金果不仅美味异常，还有治病、养生的功效，所以我想把那果子带到人间，造福天下苍生。"

后来，石童化作一个青年到了人间，遍访各地，为金果树找寻最佳种植之地。一天，石童到了莲峰山，发现这里景色优美，气候宜人，土壤肥厚，正是种植金果树的好地方。于是，石童在莲峰山边搭了个草棚，住了下来，并在草棚旁种下了金果树。几年后，金果树长得枝繁叶茂，到秋天还结出了金光闪闪的金果。

石童将金果摘下来，分给附近村落的百姓，又教

橘，又名橘子，为芸香科柑橘属常绿小灌木。全株高在3米左右；分枝较多，小枝细弱；叶为单生复叶；花瓣白色；果形状不一，通常为扁圆形至近圆球形，果肉酸或甜。

橘稍耐阴不耐寒，喜欢温暖、湿润的气候，适生于深厚、肥沃的中性至微酸性沙壤土，高温环境对其生长不利。

他们种植金果树的方法。几年后,莲峰山周围便有了大片金果林。金果有防病祛病、益寿延年的功效,人们将其奉为吉祥之物,起名为"橘"。

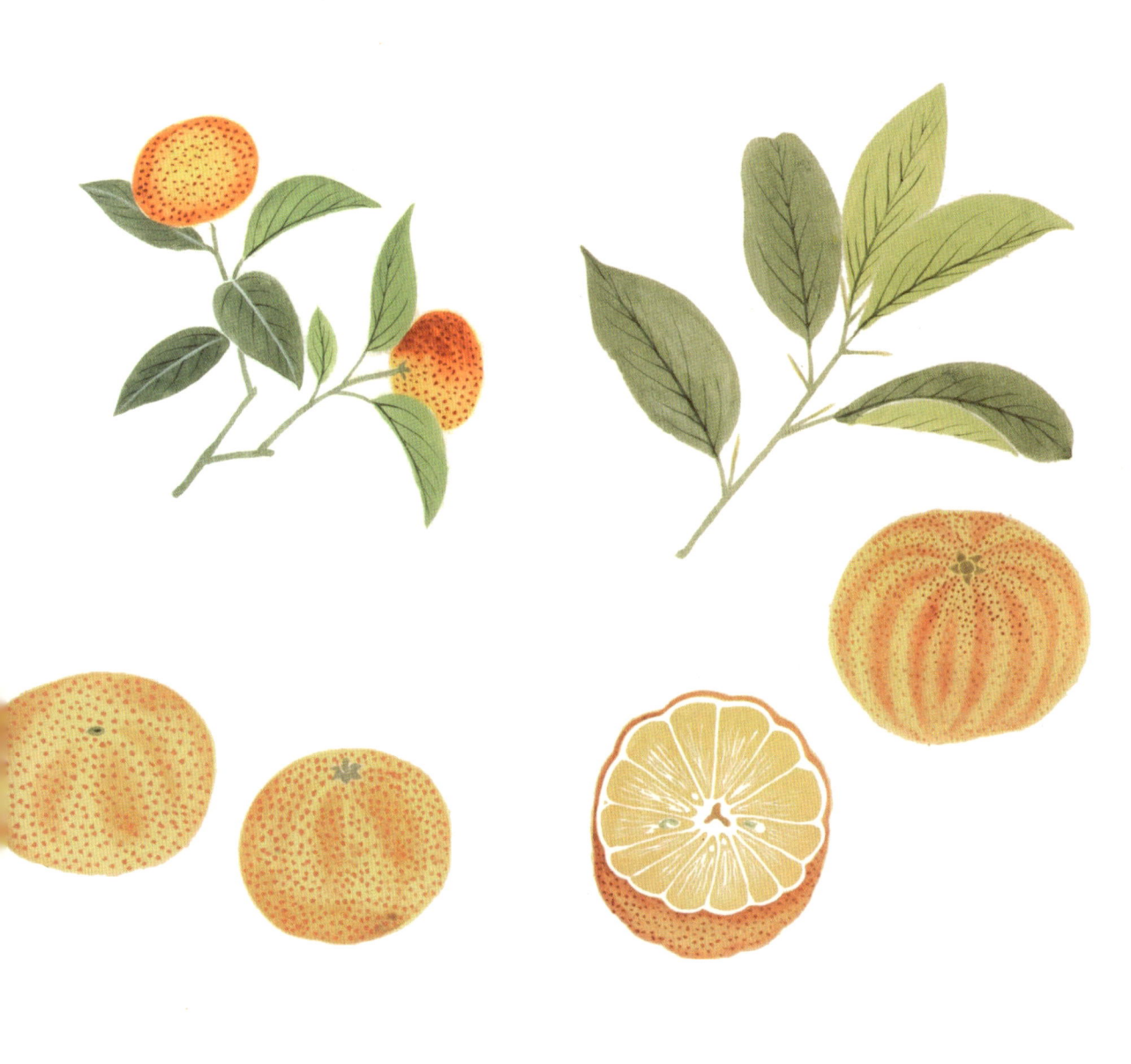

柑

清热止津的果实

别名：新会柑、金实
分类：芸香科，柑橘属
习性：喜温暖，喜湿润，惧严寒
功效：健脾胃，清热毒，利便

从前，东海边住着一个老郎中。他经常到周边的海岛上寻找珍稀的草药，为乡亲们治病。

有一年，老郎中撑着小船来到了一座小岛。岛上有不少草药，老郎中欣喜不已。当他将药篓装满正欲往回走时，突然被远处一棵青翠的树吸引住了。那树远远望去就像一把绿色的大伞，枝叶密布，叶的缝隙中似乎还闪着金光。

老郎中放下药篓，小心翼翼地来到树前。他发现这棵树与自家门前的那棵橘树很像，但是这棵树的果实与橘子略有不同。他从树上摘下一颗果子品尝，感觉果肉香甜多汁，十分可口。于是，老郎中就把树上的果实全摘下来带回了村里。

村里人听说老郎中从岛上带回了"稀罕物件"，纷纷来到老郎中家里看热闹。老郎中就把自己摘的果实分给大家吃。老郎中邻居家的小孩自从吃了那果子，每日都会到老郎中家里来要。由于不知道果子的

　　柑，又名新会柑、金实，为芸香科柑橘属常绿灌木。果种类有很多，似橘，但比橘大，颜色为橙黄色或赤黄色；果皮较厚，易剥离，味甜或酸甜。
　　我国是柑橘类果树的原产地，自长江两岸到福建、浙江、广西、广东、云南、贵州、台湾等地均有种植。

特性，老郎中不敢让他多吃。直到看到那孩子面黄肌瘦的脸逐渐红润起来，老郎中的顾虑才打消，也因此得知了这果子的功效。

后来，老郎中将果子的种子保存下来进行种植，并为之起名为"柑"。

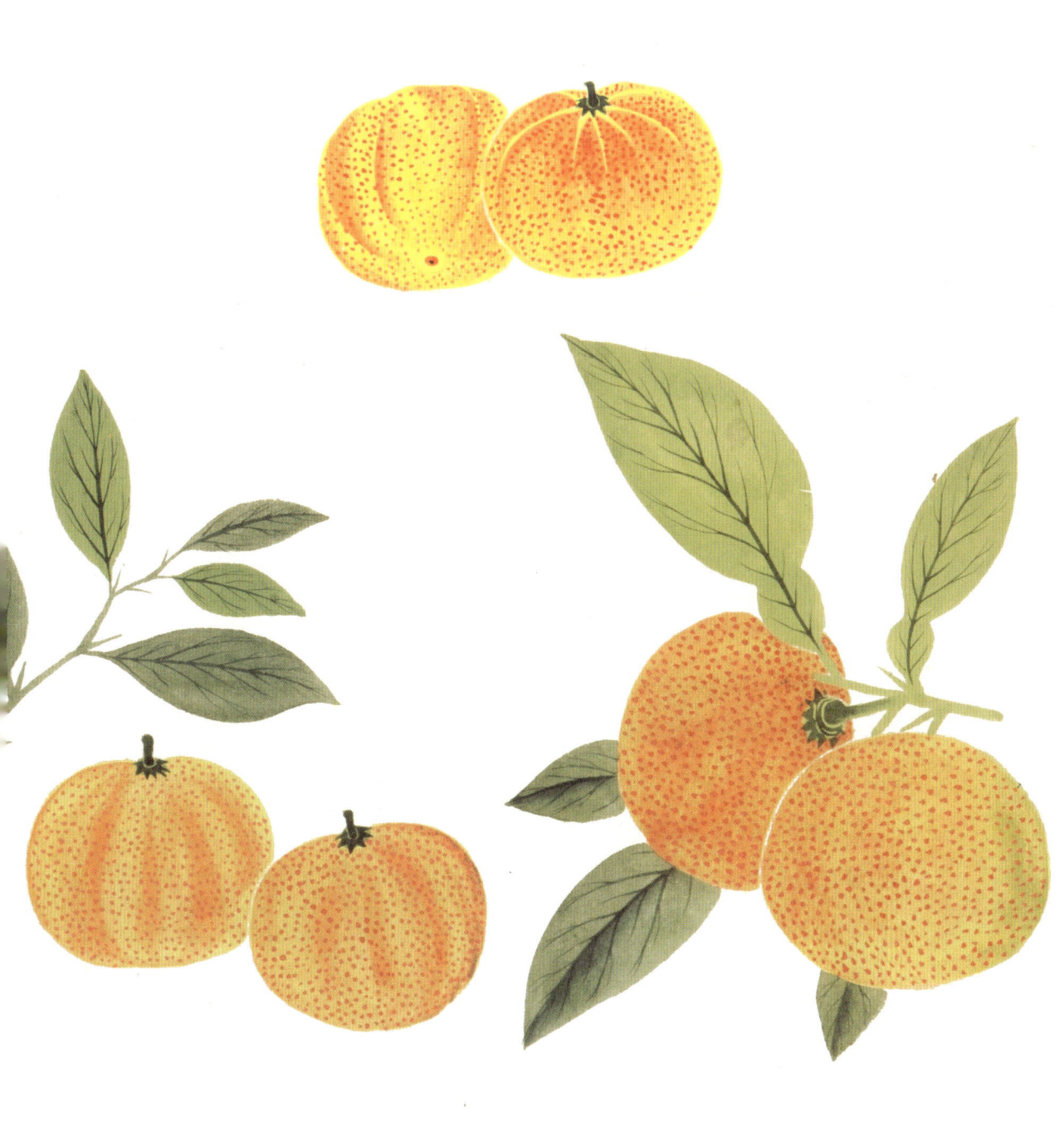

柚

圆圆大大的柚子

别名 文旦、香栾（luán）、朱栾
分类 芸香科，柑橘属
习性 喜肥，喜温暖、喜湿润，惧寒
功效 消食，解酒，去恶气

相传，天庭中有一个巨大无比的果园，里面种植了各种类型的果树，有桃树、杏树、柚树……大果园按照种植的果树类型被分为了若干个小果园，包括天桃园、天杏园、天柚园等，分别由不同的仙人专门看管，这些看管者就被称为桃仙、杏仙、柚仙……

有一天，柚仙因看管天柚园不力，被贬到凡间的一户姓甘的穷苦人家。柚仙出生时白白胖胖的，很是健康，但就是没有哭声。产婆对着孩子左看右看没有发现什么毛病，心想莫不是喉咙里卡了东西，没想到还真发现孩子嘴里有几颗白色的长长扁扁的东西。

甘家的邻居和亲戚都觉得这孩子很奇怪，但甘家夫妇没有其他的想法，只说道："孩子生来就跟别人不一样，得好好养大才是。"

后来，柚仙得了"甘颜"的名字，在父母的照顾下一天天长大了。终于有一天，甘颜学会了说话，他开口第一句便问母亲："娘，那三颗种子呢？"

柚，又名文旦、香栾、朱栾，为芸香科柑橘属常绿乔木。全株高 5～6 米；嫩枝扁，有棱；叶大而厚，嫩叶通常为暗紫红色，后转为浓绿色；总状花序，花瓣长 1.5～2 厘米，花蕾淡紫红色；果形状多样，有圆球形、扁圆形、梨形或呈阔圆锥状，果皮表面为淡黄色、黄绿色或朱红色。

柚对温度适应性强，对土壤适应性也强，对光照和湿度要求较高，广泛种植于我国长江以南地区。

"种子？什么种子？"甘颜母亲疑惑道。

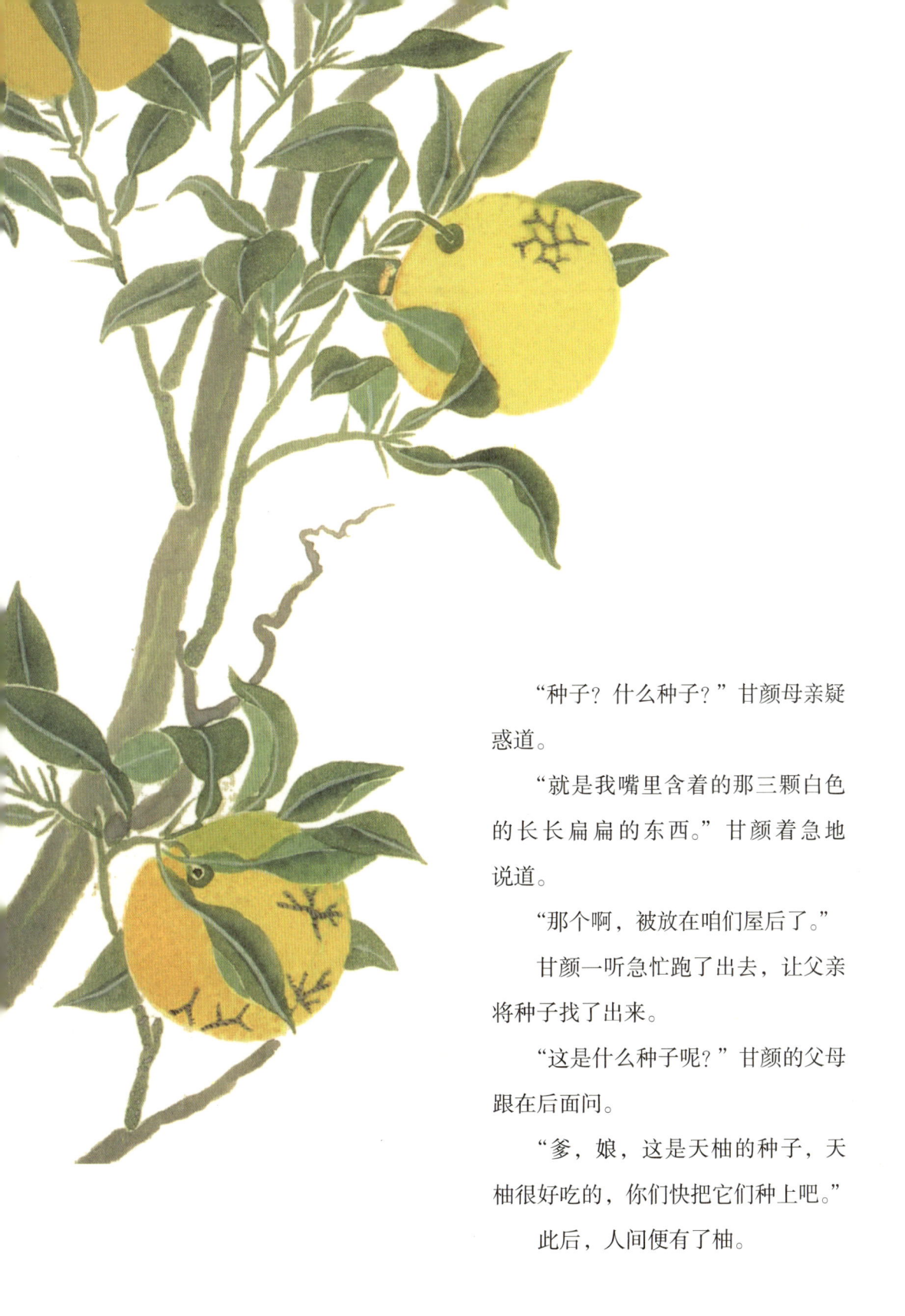

"就是我嘴里含着的那三颗白色的长长扁扁的东西。"甘颜着急地说道。

"那个啊，被放在咱们屋后了。"

甘颜一听急忙跑了出去，让父亲将种子找了出来。

"这是什么种子呢？"甘颜的父母跟在后面问。

"爹，娘，这是天柚的种子，天柚很好吃的，你们快把它们种上吧。"

此后，人间便有了柚。

枇杷（pí pa）
可以止咳的水果

别名：金丸、芦枝、炎果
分类：蔷薇科，枇杷属
习性：喜光，耐阴，惧严寒
功效：健脾胃，止咳平喘

很久以前，南方的一个小村庄里有一个有名的孝子，名叫傲天。傲天自幼就没了父亲，是母亲含辛茹苦将他抚养长大的。傲天深知母亲的不易，因而十分孝顺。

一年又一年，傲天和母亲的日子虽然清苦，但还算安稳。直到有一年，傲天的母亲突然染上了重病，整日咳个不停，尤其到了夜里咳嗽更加严重。傲天看在眼里，听在耳里，也疼在心里。为了给母亲治病，傲天辛苦劳作，请了一个又一个郎中。可是钱花了不少，母亲的病还是不见好转，反而越来越严重，有一日竟咳出了血。

这一天，傲天给母亲喂完药，由于太累，不知不觉趴在桌子上进入了梦乡。梦里，有一个白发老翁出现在他面前，说道："傲天，我知道你在为你母亲的病发愁，别着急，我就是来帮助你的。之前，我在你们村前的山里发现了一棵黄金果树，那果子和树叶对治疗咳嗽有奇效，你快去寻来救你的母亲吧。"老翁

枇杷，又名金丸、芦枝、炎果，为蔷薇科枇杷属常绿小乔木。全株高3～5米；小枝黄褐色，粗壮，有茸毛；叶大而厚，形似琵琶；在秋天或初冬开花，花瓣有5片，呈长圆形或卵形，颜色为白色或淡黄色；果为球形或长圆形，在春天至初夏成熟，未成熟时较硬，呈青绿色，散发出浓重的芳香，成熟时成束挂在树上，颜色为黄色或橘黄色。

枇杷喜欢温暖、湿润的环境，喜光，稍耐阴，耐寒但不耐严寒，适宜生长于温度较高、雨水充足的地区，在我国主要分布于长江中下游及长江以南地区。

说完便消失了,傲天也惊醒了。

虽说是梦,却给了傲天希望。遵照老翁的指示,傲天寻遍了村前的那座大山,终于在一处深陷的山谷中发现了一棵长满金黄色果子的树。他摘下果子和树叶,回到家后用树叶熬了汤配着新鲜的果子让母亲吃了下去。傲天的母亲这样吃了几天后,咳嗽竟然好了。

村里人听说了这件事,都来到傲天家里想看一看那"灵丹妙药",也有不少患咳嗽的人央求傲天给他们一些黄金果。傲天的母亲就让傲天和几个青年一起到山里将那棵果树移植到村里,并将家里剩下的果子分给乡亲们。后来,在傲天的带动下,全村人开始一起种植黄金果树。人们看果树的树叶形似琵琶,就为之起名为"枇杷"。

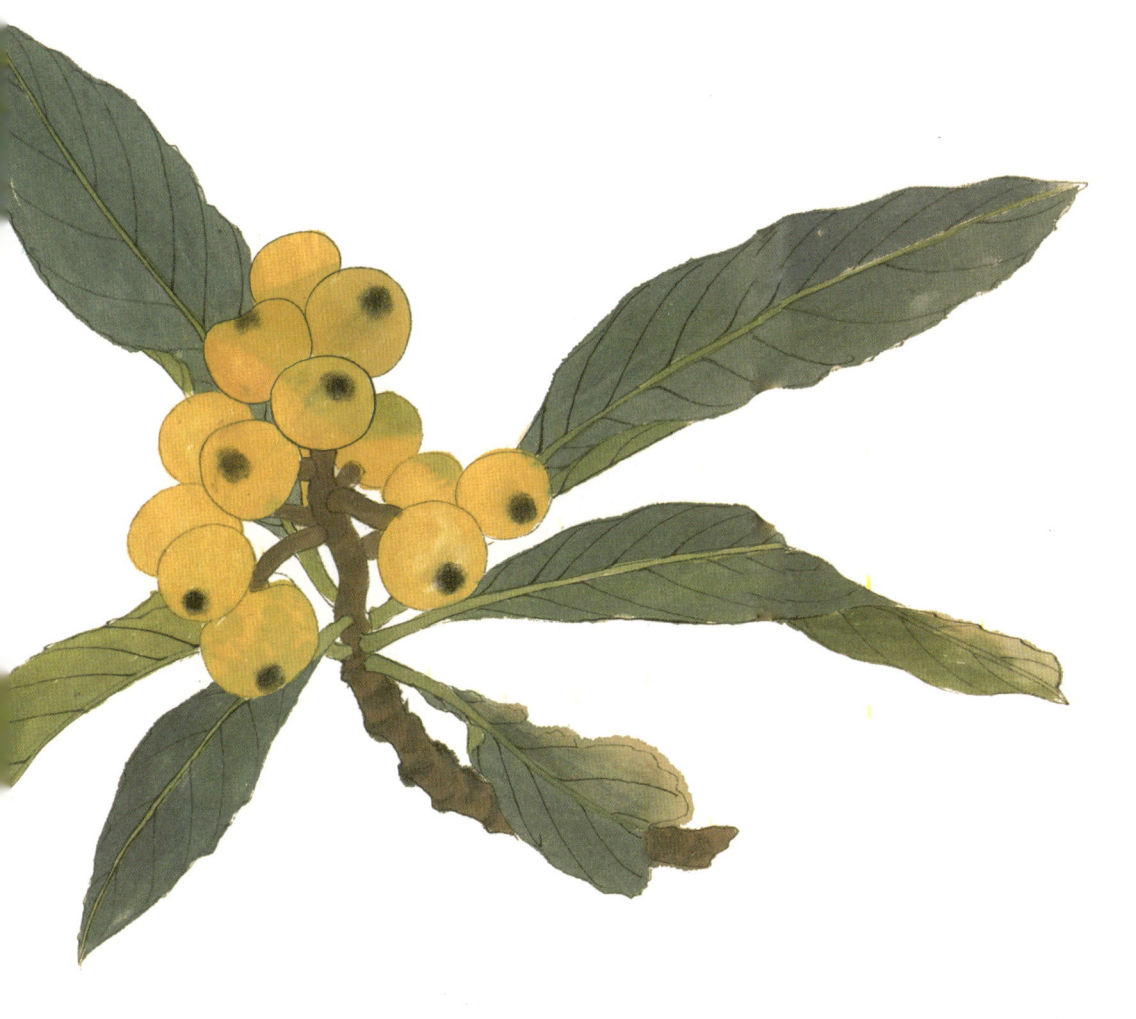

杨梅

酸甜的杨梅能治病

别名	圣生梅、白蒂（dì）梅、树梅
分类	杨梅科，杨梅属
习性	喜温暖、喜湿润、惧寒
功效	生津解渴，和胃消食

古时候，余姚梅溪边住着一户姓杨的人家，家中只有父子二人，儿子名寒云，是一个猎人。

一天，寒云照常上山打猎。他在寻觅猎物时，忽然听到一阵呼救声。寒云闻声赶去，竟看见一只老虎嘴里衔着一个姑娘在林中飞奔，那呼救声正源于那个姑娘。寒云没有半点犹豫，搭箭瞄准老虎的脖颈处射去。老虎被射中，一个踉跄栽倒在地，把姑娘丢了出去逃走了。寒云赶紧将姑娘救下，背回了家中。

在杨家父子的照顾下，姑娘很快苏醒过来。她见杨家门前有一梅溪，就让杨家父子叫自己云梅，然后将事情的来龙去脉告诉了他们。原来，云梅本是山上的仙子，下山游玩时被百兽王掳了去，所幸遇到了寒云，才逃过一劫。

云梅虽然醒了，但身体还很虚弱，就在杨家住了下来。云梅心灵手巧，不仅会缝纫，还懂采药治病。

一日，云梅在山上采药，突然一阵响动，脚下土地瞬间裂开。寒云赶来时，云梅已经掉了下去。裂口

杨梅，又名圣生梅、白蒂梅、树梅等，为杨梅科杨梅属灌木或常绿小乔木。全株高最高超过15米；树冠圆球形；树皮灰色，嫩时光滑；叶上面深绿色，有光泽，下面浅绿色；4月开花，雄花呈圆柱形，较为细长，雌花较雄花瘦小且短；果呈球状，成熟时为深红色或紫红色，外果皮酸甜多汁。

杨梅喜欢温暖、湿润的气候和酸性土壤，喜光，耐阴，在我国主要分布于长江流域以南、海南以北地区。

太窄，寒云无法进去，没有办法救出云梅。云梅安慰满脸是泪的寒云，当初在猛虎口下被救出，已是捡了一条命，现在也无须太过伤心。

第二年，云梅掉下的裂口处竟长出了一棵小树，小树长大后结了红红的小果子。这果子成熟后酸甜适中，不仅生津止渴，还能治疗腹泻、腹痛。人们知道这是云梅在为大家谋福，便把那果子叫作"杨梅"。

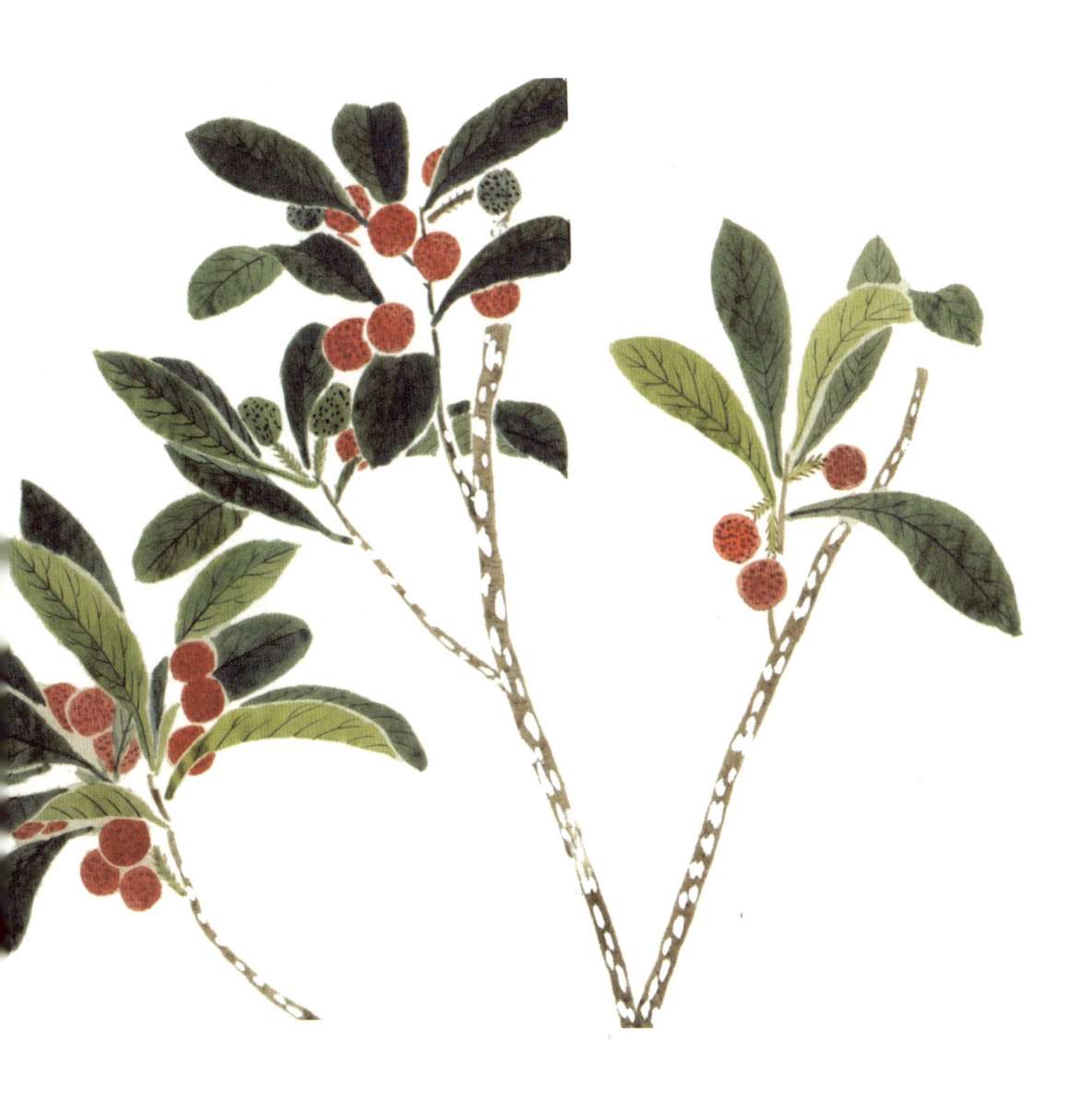

樱桃

早春的第一口水果

别名	莺桃、英桃
分类	蔷薇科，李属
习性	喜光、喜温暖、喜湿润、喜肥
功效	补气、补血益肾

传说，香山曾有个樱桃沟，里面长满了樱桃树，且都是成对连根而生，人们称之为"对儿樱桃"，而关于这"对儿樱桃"的来历也有一段颇为曲折的故事。

王母每年都要在农历三月初三举办瑶池盛会。这一年，王母想弄点不一样的，便在盛会前夕派几位仙女下凡到人间找寻些稀罕物来。

众仙女领命后结伴到达人间，在队伍最后的琨（kūn）瑶趁着大家不注意偷偷去了别处。原来，琨瑶曾听下凡的姐妹说过许多人间有趣的事情，早就想去游玩一番，可她整日看守樱桃园，一直没有时间去。

琨瑶边走边玩，早就将王母的命令抛在了脑后。到太阳下山时，她才想起任务，但此时回去已经晚了，而且自己也还没有玩够。于是，琨瑶心一横：索性玩够了再回去，大不了受一顿罚。这样想着，琨瑶便想找户人家落脚。走着走着，琨瑶听到一阵呻吟声，发现路边躺着一个年轻人，腿被毒蛇咬伤了。琨瑶施了法术救了年轻人。年轻人名叫若尘，为了答谢

樱桃，又名莺桃、英桃，为蔷薇科李属乔木或灌木。全株高度因品种不同而不一，在2～25米之间；树皮灰白色或黑褐色；叶上面暗绿色，下面浅绿色，有柔毛；花瓣呈卵圆形，一般为白色，也有粉红色；核果近球形。花期3—5月，果期5—6月。

樱桃为喜光植物，适宜生长于中性土壤环境，常见于山坡林中、林缘、灌丛中或草地，在我国黑龙江、吉林、辽宁、河北、陕西、甘肃等地均有分布。

琨瑶的救命之恩，就让琨瑶住到了自己家里。

再说天上，王母发现琨瑶没有按时回来后，就让太白金星将其抓回。

一日，琨瑶和若尘正在山中打柴，突然看到一阵金光。琨瑶抬头一看是太白金星，就拉着若尘跑了起来。琨瑶自知太白金星法力高强，单靠跑肯定逃不了，便施法术和若尘一起变成了两棵连根樱桃树。谁知，太白金星一眼就识破了她的法术，随即变出一把巨斧，向两棵树的中间砍去，然后将其中一棵扛起，回到了天宫。

被扛走的那棵树就是琨瑶。眼看着同伴被带走，若尘伤心欲绝，泪水洒进了香山的溪流。第二年春天，香山溪流流过的地方便长满了成对的樱桃树。

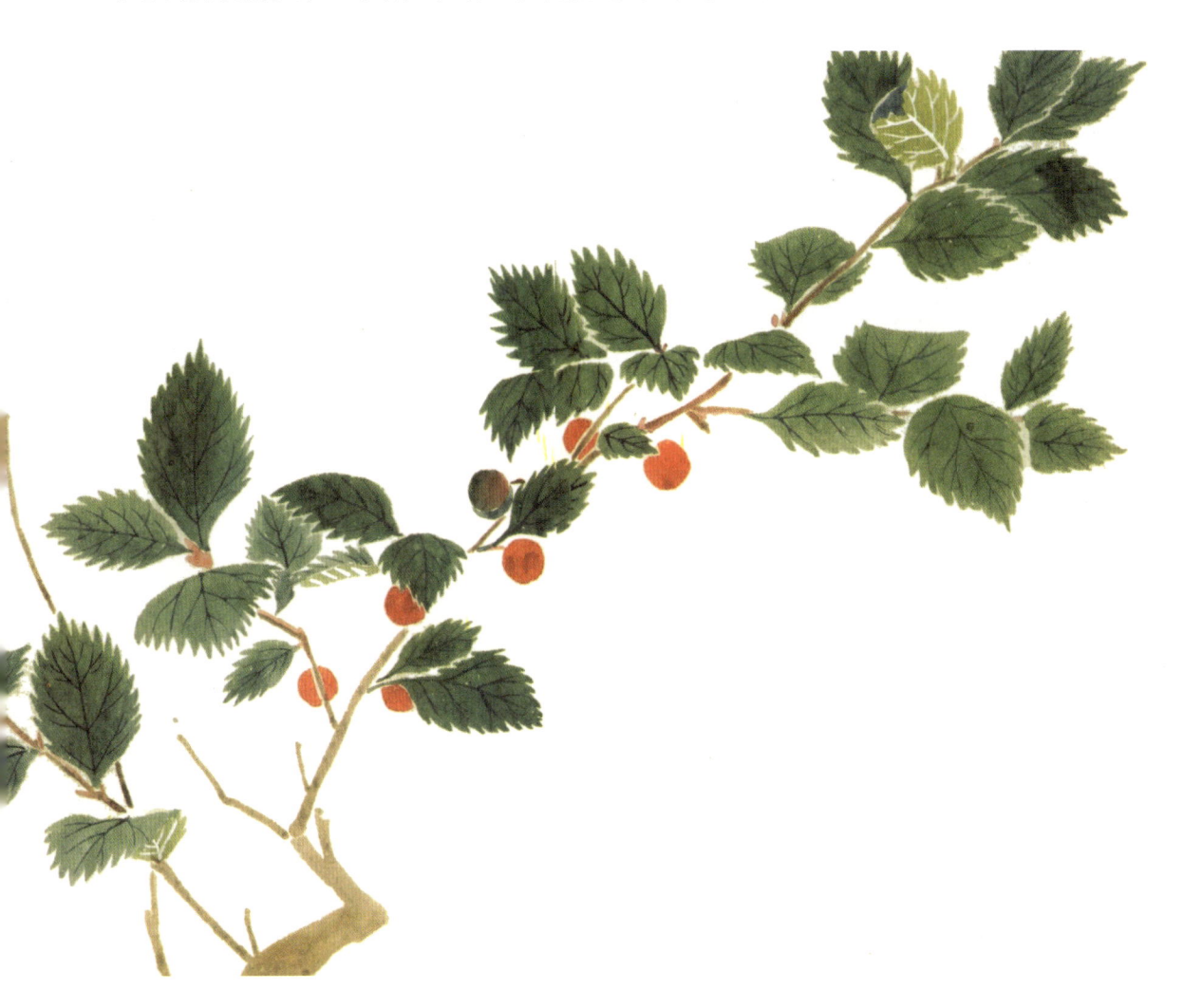

银杏

美丽的银杏却有臭果实

别名	白果、鸭脚子、公孙树
分类	银杏科,银杏属
习性	喜光,惧高温
功效	止咳平喘,利便

很久以前,世间人的数量还很少,人们都聚集在一起居住,过着日出而作,日入而息的生活。

有一天,一只凶恶残暴的蝙蝠精来到了人间,打破了人们平静祥和的日子。它施展妖术让树木、庄稼枯萎而死,让牲畜发狂咬人,让大人、孩子都染上疾病。人们被这蝙蝠精折磨得痛不欲生。

银杏仙子知道后便到人间与蝙蝠精搏斗,却在打斗中为保护一个孩童而被蝙蝠精打伤,失了法力,只能先化作一棵银杏树,长在了年轻人白慕的屋前。白慕对这棵突然出现的银杏树十分喜欢,每日精心照料。幸得白慕的呵护,银杏仙子的法力很快就恢复了。

一天,白慕正在房中苦想对付蝙蝠精的方法,忽然看见一个身穿黄衫的女子走了进来,一时呆住了。女子见状抿嘴一笑,说:"恩人怎么不认得我了?"原来这黄衣女子就是银杏仙子。

银杏仙子向白慕说明了事情的来龙去脉,提出和

银杏,又名白果、鸭脚子、公孙树,为银杏科银杏属落叶大乔木。全株高可达40米;叶呈扇形,有长柄,淡绿色,落前变为黄色;种子呈卵圆形、圆球形等,外种皮熟时为黄色或橙黄色,内种皮为淡红褐色。

银杏喜光不喜湿,耐寒不耐盐碱,对气候、土壤的适应性较强,在我国广泛种植。

白慕联手除掉蝙蝠精，白慕欣然应允。几天后，按照计划，白慕先把蝙蝠精引到远离村庄的地方，与之打斗，银杏仙子散落银杏叶分散蝙蝠精的注意力，再趁机直击其要害。最后，蝙蝠精被杀死了，人间又恢复了以往的平静。为了继续守护人间，银杏仙子和白慕甘愿变成两棵银杏树，永远扎根于人间。

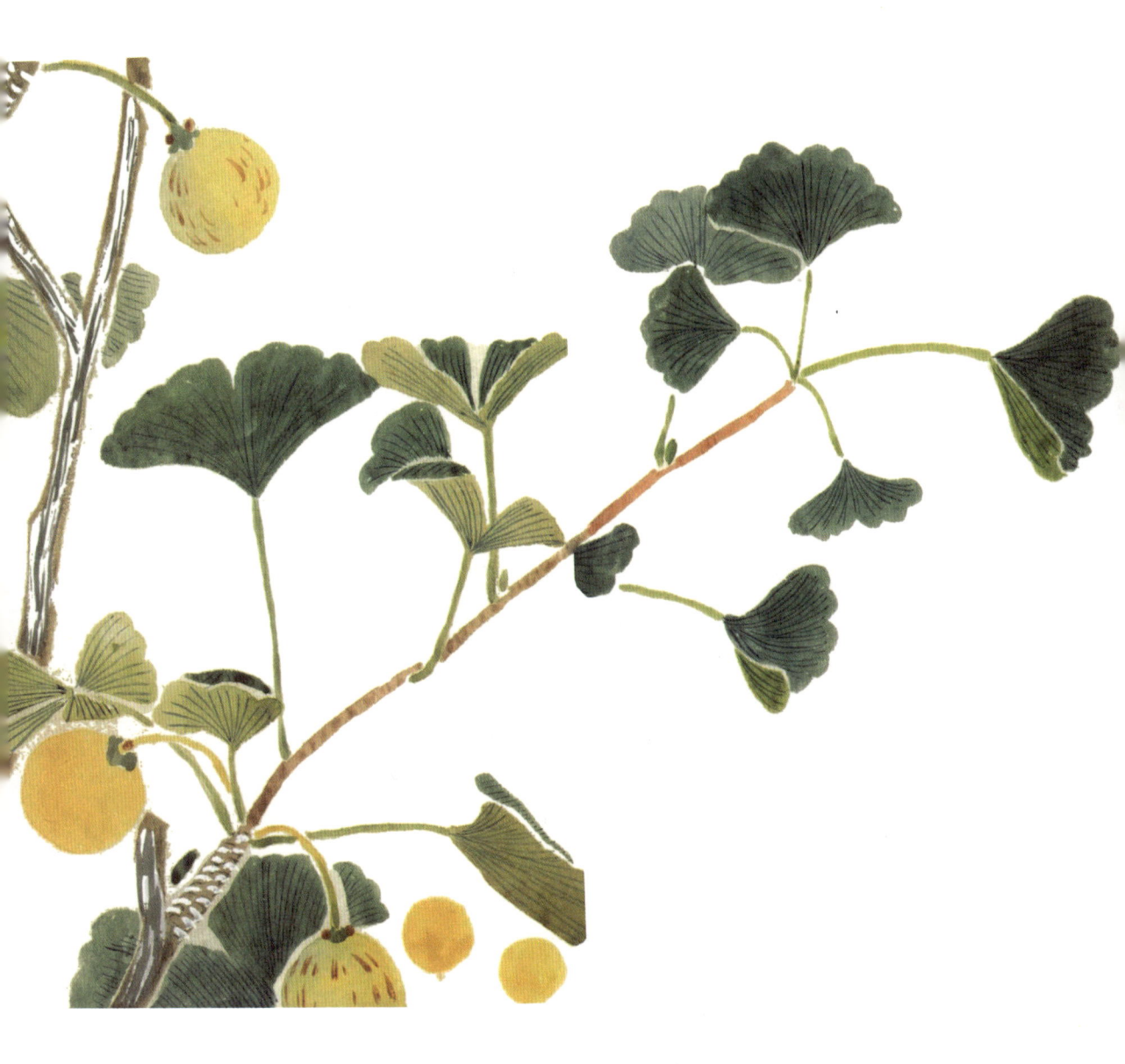

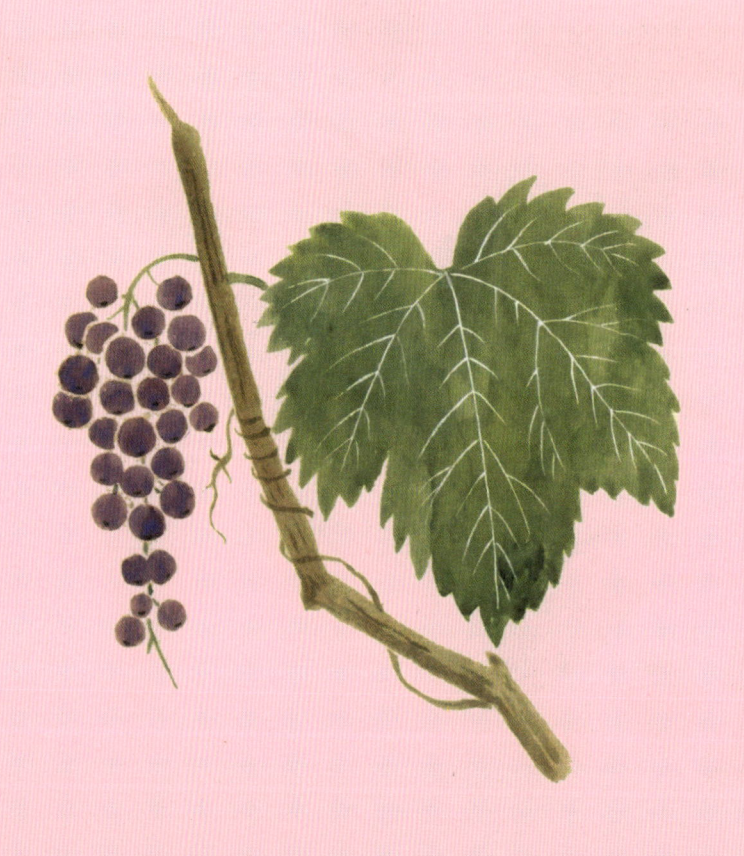

第六章

瓜果：酸甜爽口的瓜果

甜瓜

甜如蜜糖的瓜

别名 香瓜、哈密瓜、白兰瓜
分类 葫芦科,黄瓜属
习性 喜松土,喜肥,惧涝
功效 止渴,补气,祛风除湿

山东莱西马连庄是远近闻名的"甜瓜之乡",此地所产的甜瓜香、甜、脆,很受人们喜爱,而关于莱西甜瓜的由来还有一段有趣的故事。

相传,张骞从西域带着甜瓜、葡萄、石榴等的种子踏上了归途,不料在路上遭遇了匈奴军队。经过一番激烈的战斗,张骞等人顺利突围。众人鞍马劳顿,十分疲惫,到了安全的地方便都一头倒下呼呼大睡了起来。他们醒来后,整理物资时发现一包甜瓜籽不见了。

这包甜瓜籽哪去了呢?这一路人烟稀少,不可能是被人偷了去。

后来人们才知道,"小偷"是一匹小马驹,但这小马驹为什么偷甜瓜籽呢?

原来,小马驹是莱西的守护神。有一年,"八仙"之一的汉钟离去华山时曾路过莱西。他告诉小马驹,马连庄有大沽河滋润,且土质松软,最适合一种叫作甜瓜的植物生长,很快张骞就会从西域带回甜瓜籽,

甜瓜,又名香瓜、哈密瓜、白兰瓜,为葫芦科黄瓜属一年生蔓性草本植物的统称。

甜瓜是匍匐或攀援草本。叶近圆形或肾形,表面粗糙,上下均被糙硬毛;花雌雄同株,雌花单生,雄花数朵簇生于叶腋;花萼筒呈狭钟形,有白色长柔毛,花冠黄色;果多呈球形或长椭圆形,果皮平滑有纹路,果肉颜色不一,白色、黄色、绿色皆有;种子偏白色,呈卵形或长圆形,表面光滑。

甜瓜喜欢温暖、湿润的环境,耐热不抗寒,适宜在深厚、通透性和排水性良好的土壤中生长,在我国各地均有分布。

小马驹可从张骞那里弄一些来。

  小马驹听了之后,马上动身朝着张骞奔去。它日行千里找到了张骞,跟随多日后终于找到机会,趁着张骞等人睡觉时拿到甜瓜籽,随后又马上赶回马连庄将甜瓜籽种在了土里。从此,甜瓜就在马连庄的大地上扎了根。

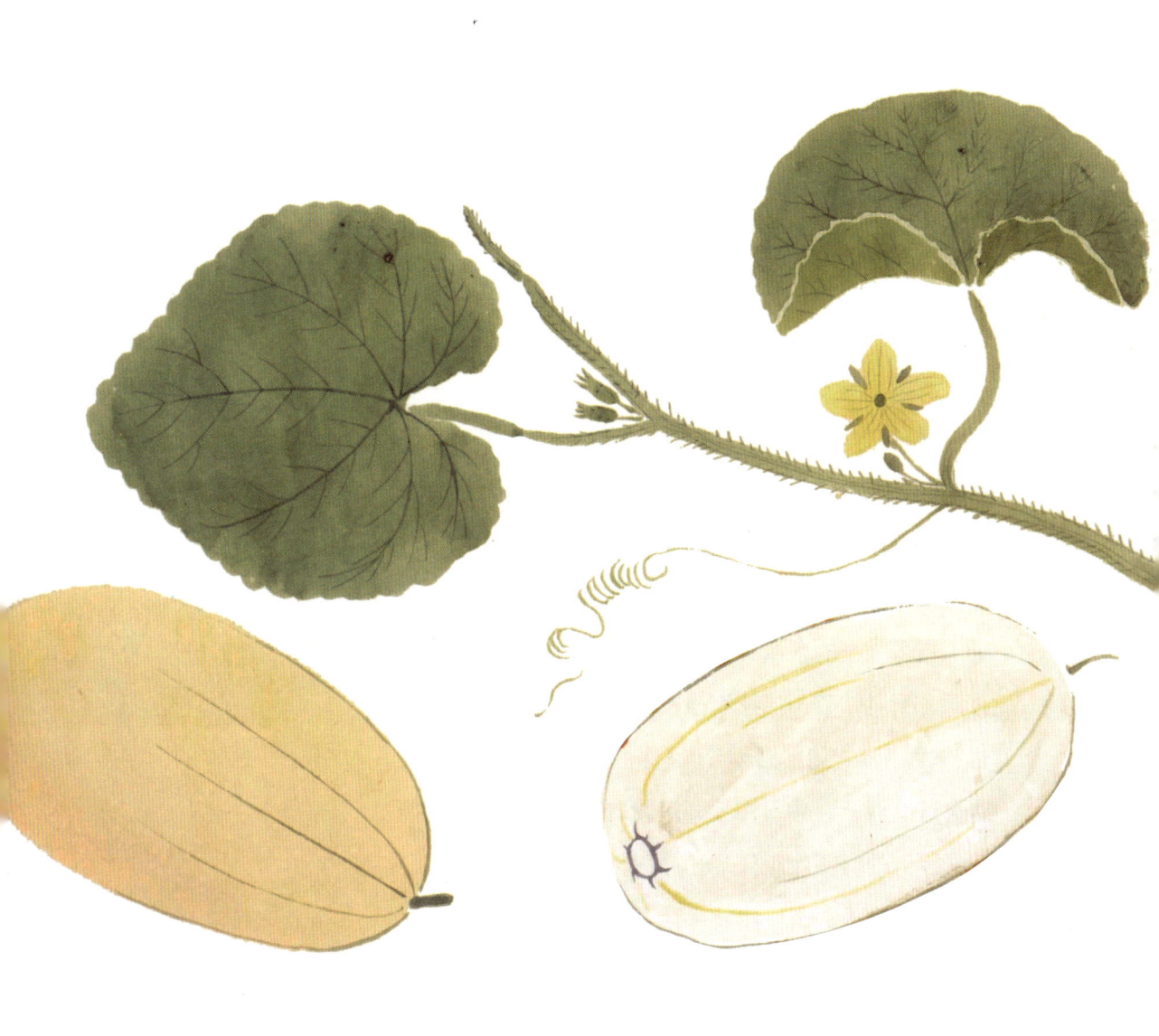

西瓜
人们夏天的最爱

别名 夏瓜、寒瓜
分类 葫芦科，西瓜属
习性 喜温、耐热、耐旱
功效 生津，解渴，通便

相传古时候，有一个村的人在某一年夏天全部染上了一种怪病：一到正午气温高时，全村人都会头晕目眩、身体乏力。

村里的郎中也不知缘由，让大家试了好多草药都不见效。一天中午，大家像往常一样在家里唉声叹气地躺着，突然听到一声巨响，接着又听到有人喊："大家快出来啊，外面下了奇怪的雨！"

全村人闻声都跑出家门，只见天上密密麻麻地落下了很多小小的东西。正当他们疑惑时，西边飘来一朵云，云上站着一位红衣绿裙的女子，那女子开口说道："大家莫害怕，玉帝知道你们身患怪病，特让我送来这些种子，你们将其好好栽培，结出的果实就能治好你们的病。"说完，便一挥衣袖飞走了。

大家磕头拜谢，然后从地上捡起那些种子，将它们种在了田间地头和家里的院子里。不久后，那些种子就发芽长大，并结出了很多又大又圆的果实。全村

西瓜，又名夏瓜、寒瓜，为葫芦科西瓜属一年生蔓生藤本。茎、枝密被柔毛；叶柄较粗长，叶两面具短硬毛；花萼有长柔毛，花冠淡黄色；果较大，近球形，果皮光滑，色泽多样，果肉香甜多汁；种子呈卵形，两面平滑，有黑色、红色、淡绿色等多种颜色。

西瓜耐旱不耐湿寒，喜欢温暖、干燥的气候，需要良好的光照条件和大量养分，对土壤适应性强，在我国各地均有种植。

人吃了这果实后,瞬间就觉得头脑轻快,清醒了许多,接连吃了几天后,身上的病就全好了。

此后,这个村的人就开始广泛种植这种植物,并为之起名为"西瓜"。

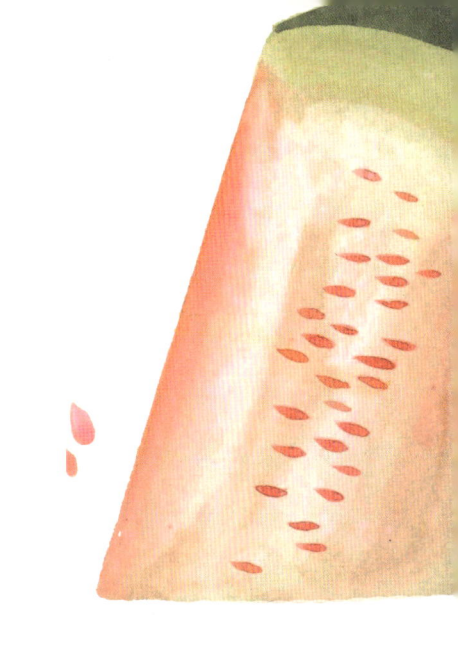

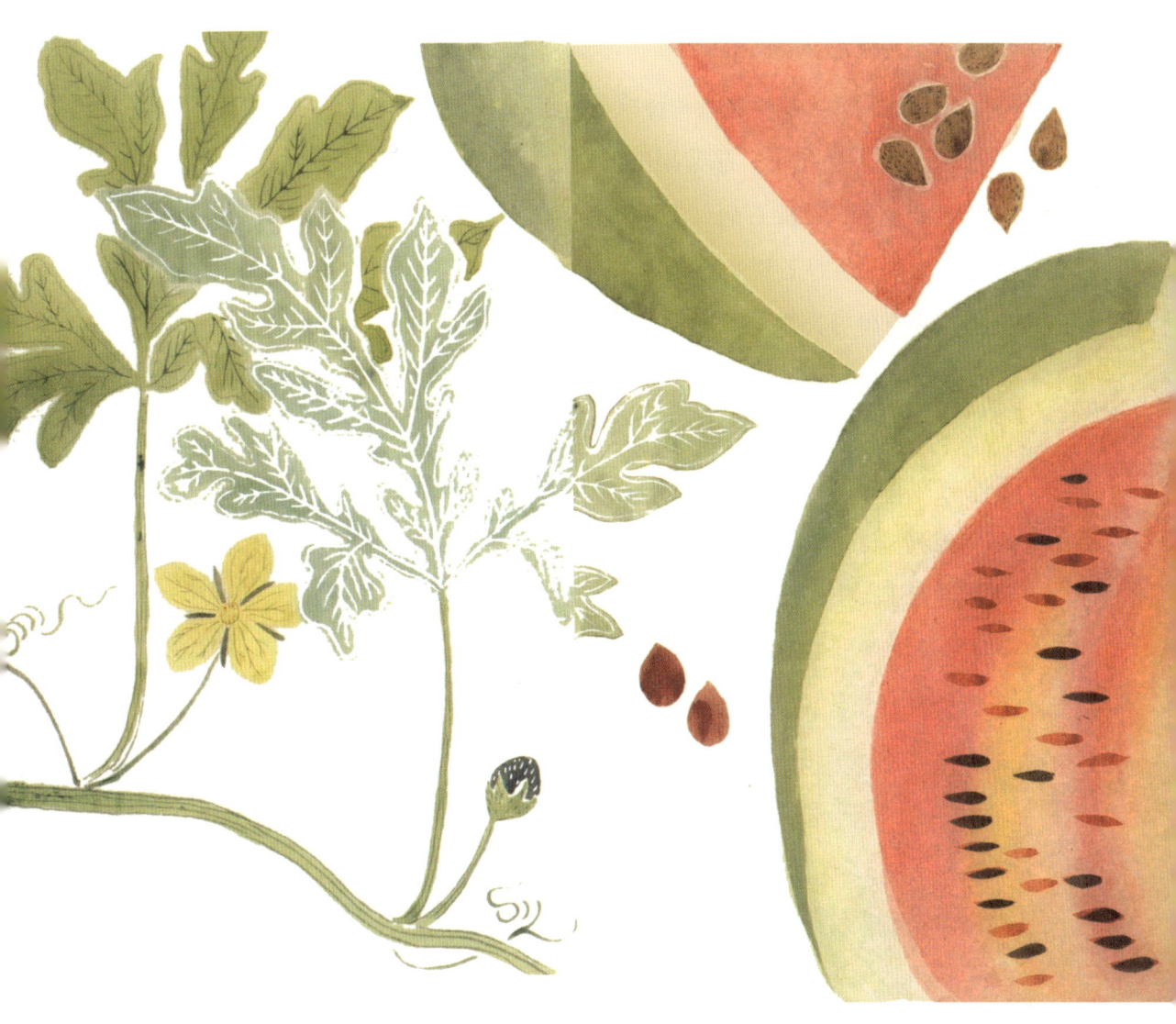

第六章 瓜果:酸甜爽口的瓜果

葡萄

像玛瑙（nǎo）一样的葡萄

别名	蒲陶、赐紫樱桃
分类	葡萄科，葡萄属
习性	喜光，惧涝
功效	补气血，祛风除湿，止盗汗

相传，黄海之滨生长着一种神奇的仙果。这果子个头不大，颗颗相串，晶莹剔透，吃了可以强身健体，延年益寿，祛除百病，世间的人们都想得到它。但是，果树长在怪石嶙峋的峭壁上，去峭壁的山路上还有很多野兽等，要想摘到仙果，需要极大的勇气和运气。

那峭壁附近的一个村庄中住着一户穷苦人家，家中有一对年迈的父母和一个强壮且孝顺的儿子，儿子名叫炎冥（míng）。有一年，炎冥的父亲得了重病，炎冥请遍了郎中都没有把父亲医好。正当他一筹莫展时，有人将那仙果的传说告诉了他。

炎冥自知传说不尽是真，但为了父亲，必须一试。他准备好干粮，拿上弓箭、绳索，告别了双亲，踏上了寻"果"之路。一路上，炎冥打退野兽虫豸（zhì），历经多日，终于到达了传说中的峭壁。炎冥将绳索一头系在身上，一头拴在一块大石头上，探着身子，沿着峭壁慢慢爬下去，最终摘到了仙果。可

葡萄，又名蒲陶、赐紫樱桃，为葡萄科葡萄属木质藤本植物。小枝呈圆柱形，无毛或有稀柔毛；叶呈卵圆形，绿色，有柔毛；圆锥花序，花与叶对生，花朵极小，花色为浅绿色或浅黄色；果实近球形或椭圆形。花期4—5月，果期8—9月。

葡萄喜欢温暖的气候，对水分和光照要求较高，可适应各种类型的土壤，在我国主要分布于新疆、安徽、山东、河北、辽宁、河南的部分地区。

是，当炎冥拿着仙果一刻不停地赶到家时，父亲早已去世多日。炎冥伤心了一段时间后，决定重新振作起来，不能将仙果浪费掉。他把果子分给乡亲们，让他们将果核保存下来。后来，炎冥和乡亲们一起研究出了培育仙果的方法，使仙果得以留存下来。这仙果就是葡萄。人们为了感念炎冥的孝心，还将这仙果称作"孝心果"。

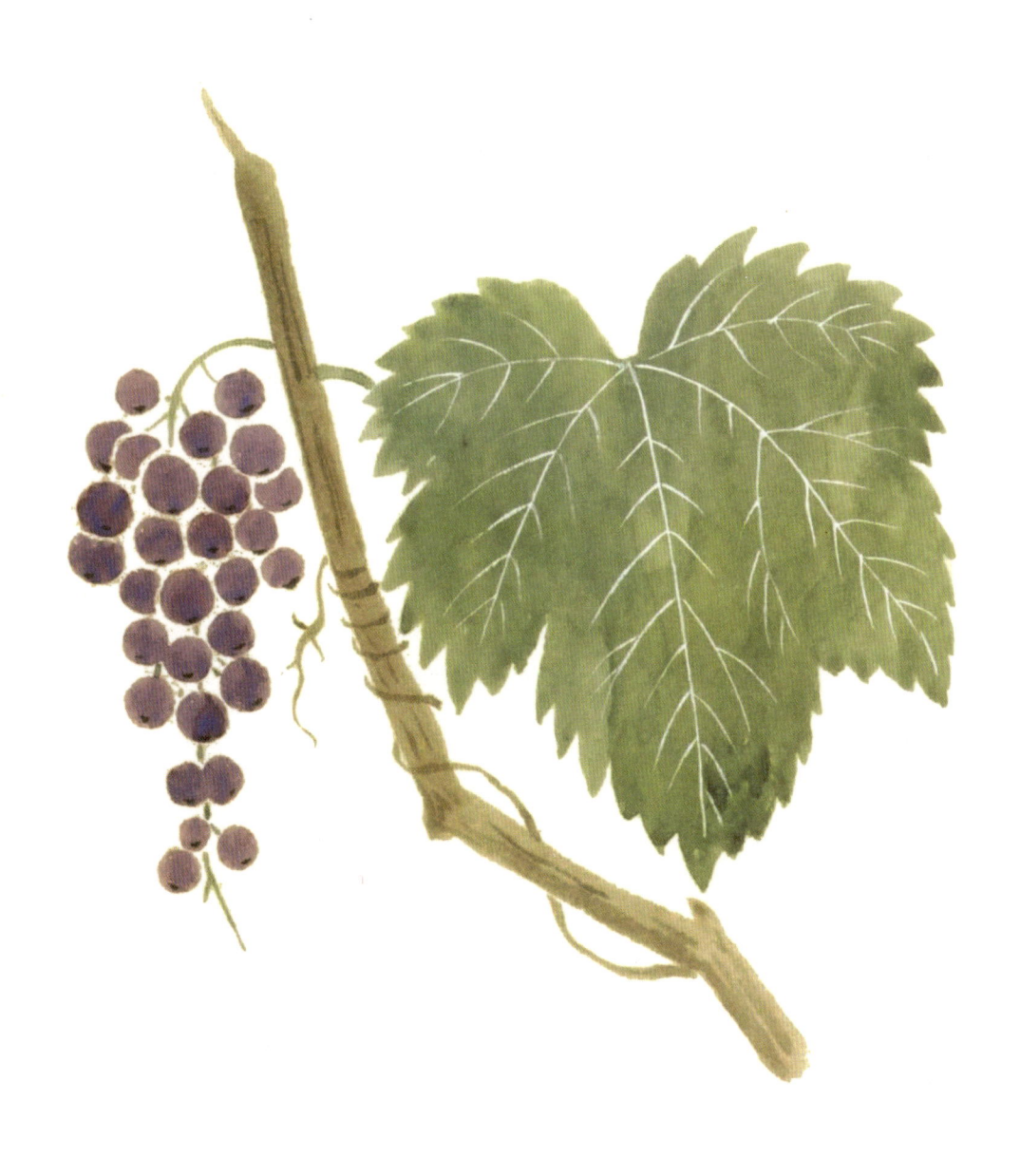

李
气味怡人的李

别名 嘉庆子、玉皇李
分类 蔷薇科、李属
习性 喜肥，耐贫瘠，惧涝
功效 健骨，止渴，清热生津

据说，古时候李子都是青色的，没有红色的，而红色李子的由来与托塔天王李靖的儿子哪吒有关。

李靖未成仙时，本是人间的一个关口守将，家住陈塘关。李靖为人刚正，其娘子殷夫人温柔善良。在李靖夫妇的镇守下，陈塘关多年来平安无事，百姓安居乐业。

后来，殷夫人有了身孕，可连怀了三年也不见有生产的迹象。

一日，人间突然来了很多妖魔鬼怪，眼看就要攻入陈塘关。也正是这一日，殷夫人突然腹痛难忍，将要临盆。

不久后，殷夫人顺利诞下了孩子。可那孩子却很奇怪，它没有四肢和五官，不成人形，只是个肉团，而且出生后就会说话，还在地上跳个不停。那肉团跳着跳着，幻化出了人形，变成了一个五六岁模样的孩子。他一个箭步冲了出去，从一个将领手中夺了一把武器，和妖魔鬼怪一起与镇守的士兵对抗了起来。

李，又名嘉庆子、玉皇李，为蔷薇科李属落叶乔木。全株高9～12米；树皮灰褐色；叶正面绿色，有光泽，无毛；花通常3朵并生，花瓣白色，有明显的带紫色脉纹；核果近球形或近圆锥形，有黄色、红色、绿色、紫色等。

李喜光不耐涝，对气候适应性强，对土壤要求不严，多生长于山坡灌丛、疏林或水边、路旁等处，在我国陕西、甘肃、四川、云南、贵州、湖南、湖北等地均有分布。

那孩子天生神力，在他的带领下，陈塘关很快被攻破了。妖魔鬼怪冲了进去，到处散发瘴气，让百姓都中了毒。眼看陈塘关遭此横祸，且罪魁祸首还是自己刚出生的孩子，李靖不知道该如何是好。这时，天上突然出现了一个老者，他对李靖说："哪吒不是普通的孩子，需要感化。"

李靖和殷夫人找到哪吒，对他苦苦哀求，但哪吒不为所动。夫妻俩无计可施，便打算与陈塘关百姓同生死，与妖魔鬼怪战斗到底。战斗中他们受了伤，鲜血溅到了哪吒的眼睛里，哪吒凶狠的眼神突然变得柔和起来。原来那老者所说的感化，就是用亲人的血唤醒哪吒心中的感情。

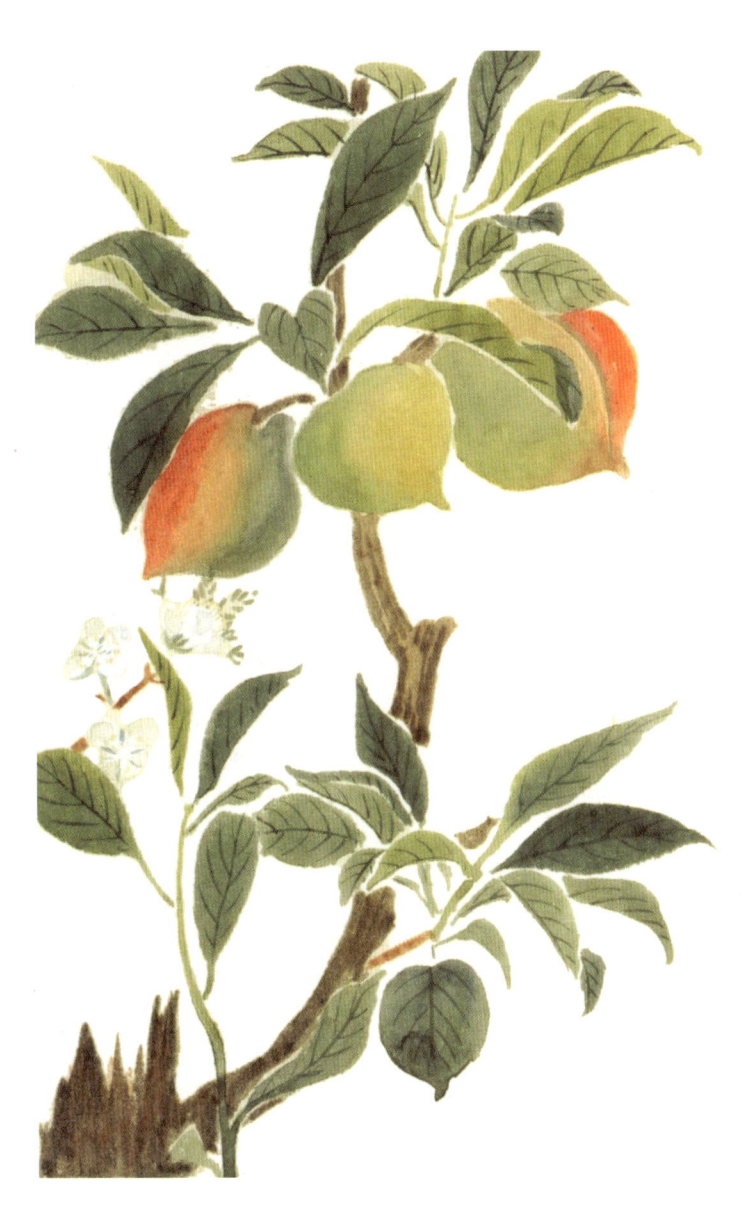

后来，一家人合力击退了妖魔鬼怪，保全了陈塘关。虽然妖魔鬼怪没了，但百姓的毒还没解。哪吒知道自己的血可解百毒，就用鲜血染红了陈塘关外成片的青果。百姓吃了那果子后，身上的毒就解了。为了感谢哪吒，他们便把那果子叫作"李子"。

第六章　瓜果：酸甜爽口的瓜果

杏
酸甜爽口的杏子

别名 杏子
分类 蔷薇科，李属
习性 喜光、喜肥、耐寒
功效 润肺平喘，生津止渴

相传，古时候有一男子力大无穷，饭量也大得惊人。后来，他不知得了什么怪病，肚子胀得像球一般圆鼓鼓的。人们都说这是因为他吃得太多，上天给他的惩罚。

一个云游郎中路过男子所住村庄时，听说了这一"奇闻"，他向来不信妖神鬼怪之说，就寻到那男子的住处，要为他治病。

郎中诊过脉后，也不开药方，只让男子的家人到集市上买些红杏。红杏买来后，郎中先让男子将杏肉吃掉，然后将杏核打开，取出杏仁，翻炒后研成粉末，让男子服下。不久后，男子的肚胀就好多了。

杏，又名杏子，为蔷薇科李属落叶小乔木。全株高5～8米；树皮灰褐色；叶边缘有圆钝锯齿；花单生，花萼紫绿色，花瓣白色或白色中带红色；果近球形，也有倒卵形，外果皮白色或黄色至黄红色，果肉酸甜少汁。

杏喜阳、耐旱，抗风寒，适应性强，在我国东北、华北、西北等地区多有种植。

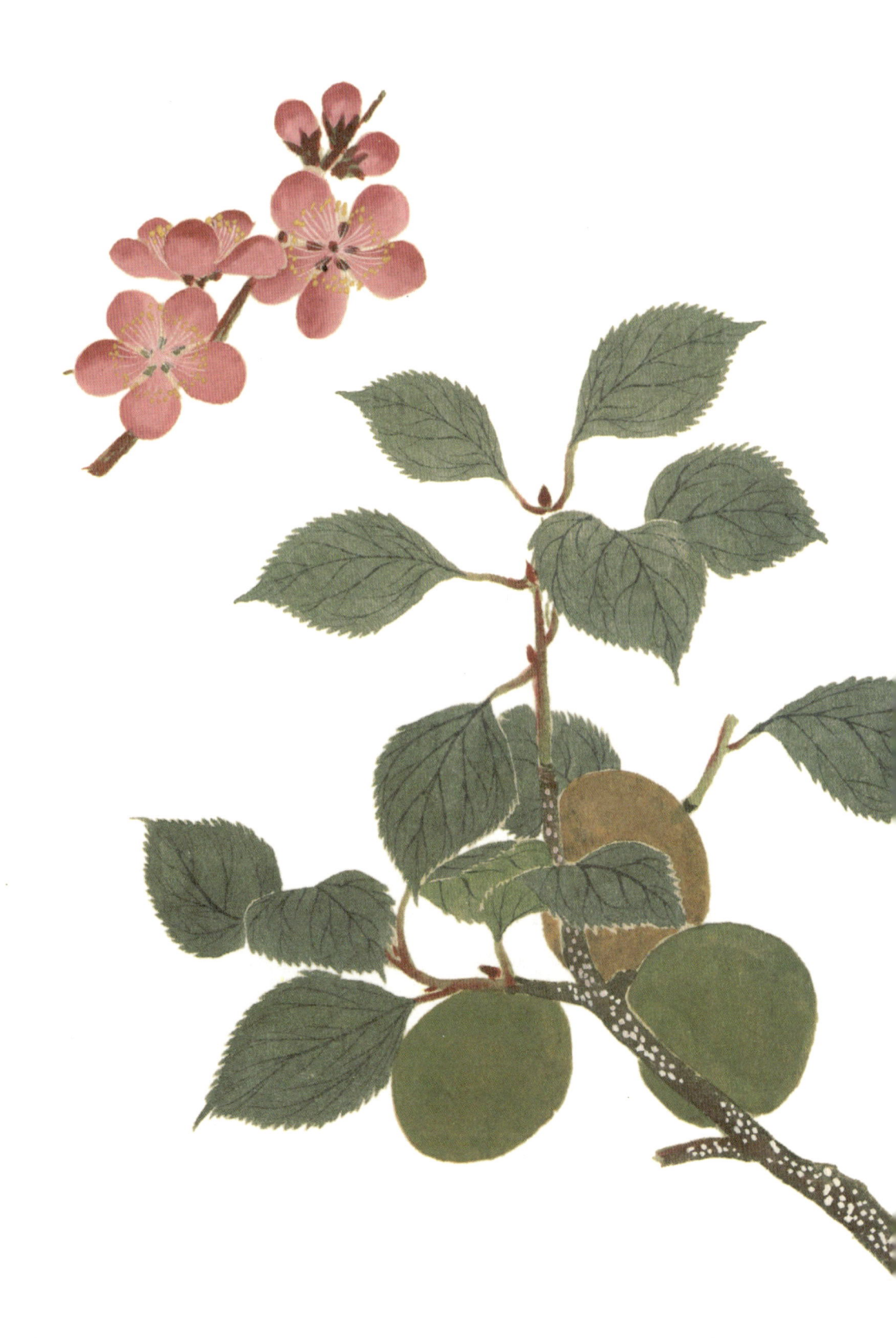

第六章　瓜果：酸甜爽口的瓜果　｜　097

桃

桃花红，桃果甜

别名：桃子
分类：蔷薇科，李属
习性：喜肥、喜光、耐寒
功效：生津，润肠，活血，消积

相传，天上有个专门培育和看管桃树的仙子，叫作桃夭。天宫中的桃子在桃夭的管理下，个个又大又红、酸甜多汁，深受众仙的喜欢，是王母蟠（pán）桃会上不可或缺的佳品。

一日，由于看管桃园太过无聊，桃夭就悄悄溜到了人间。玩了半日后，桃夭感觉有些口渴，就到一户人家敲门讨水喝。开门的是一个自称寒凌的年轻人，他让桃夭到屋里坐下，为她倒了些水，又拿了些桃子。

桃夭也不见外，喝了水，拿起桃子就吃。或许是培育桃树的缘故，桃夭见了桃子就想尝尝是否有自己种的好吃。"啊，这个桃子怎么这么酸涩。"桃夭咬了一口，不禁皱眉说道。

"唉，这已经是我们这里最好吃的桃子了。"寒凌无奈地说道，"以前我们这里的桃子是世间最好吃的，后来天上的王母知道后，为了她的蟠桃会，就派天兵天将将所有的桃树都移栽到了天上，所以现在的桃子

桃，又名桃子，为蔷薇科李属落叶小乔木。全株高 3～8 米；树皮暗红色，小枝光滑无毛；叶上面无毛，边缘呈锯齿状；花单生，花瓣多为粉红色，也有白色，花药绯红色；果的大小和形状都不尽相同，颜色由淡绿白色至橙黄色，果肉颜色有浅绿白色、黄色、橙黄色等，香甜多汁。

桃是浅根性植物，对温度敏感，喜光，耐寒，不耐涝，原产地为中国，在我国各地广泛种植。

就不那么好吃了。"桃夭听了心里一惊,随后又羞愧地低下了头,原来自己培育的桃树是从人间抢去的,自己还嫌人家的桃子不好吃。随后,桃夭将自己随身带着的桃的种子给了寒凌,让他好生栽培。

王母得知桃夭擅自下凡并且将桃的种子留于人间后,狠狠惩罚了她,并命其将功补过把种子拿回来。

桃夭没有听从王母的命令。她到人间后就和寒凌一起培育桃树。王母知道后大发雷霆,派天兵天将把桃夭抓回来,并将他们种植的桃树悉数摧毁。桃夭和寒凌为保护桃树死在了天兵天将的刀刃下,两人的鲜血交汇,流过之处长出了一棵棵枝繁叶茂的桃树。这些桃树任凭天兵天将怎么烧或砍,都没有损伤半分。

那一棵棵枝繁叶茂的桃树结的桃子汁多味甜,比天上的桃子还要好吃几分,人间又有了美味的桃子。

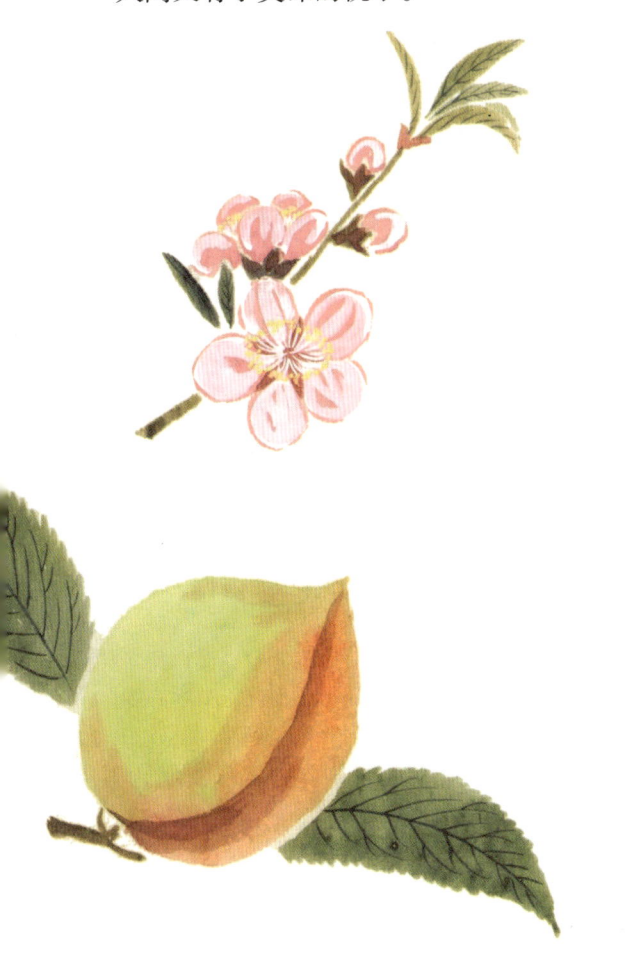

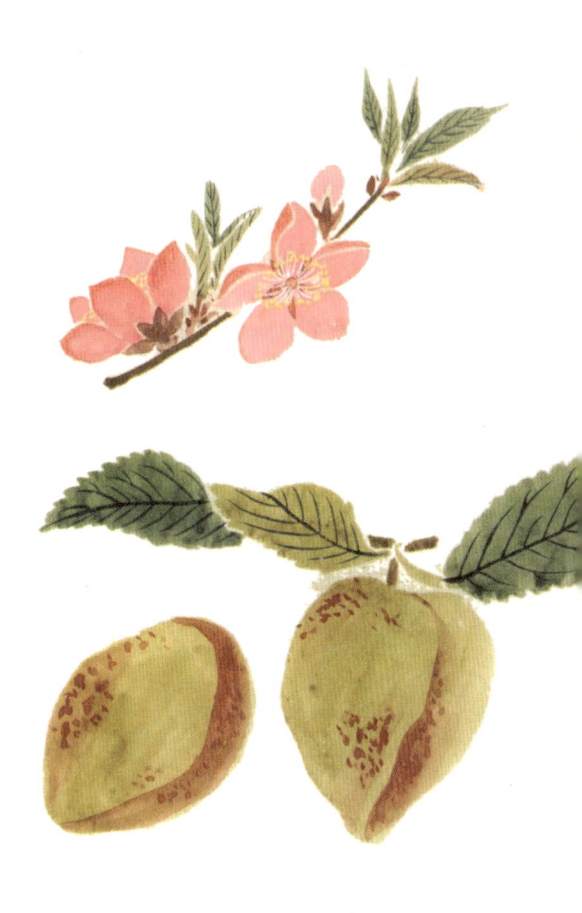

荔（lì）枝
好吃却不能多吃的水果

别名	离枝
分类	无患子科，荔枝属
习性	喜高温、喜高湿、惧旱、惧寒
功效	消肿止痛，顺气，补血

相传很久以前，有一天突然狂风大作，暴雨倾盆，一个乘着黑云的妖怪来到了人间。此时正好有一个仙子下凡游玩，正坐在一棵大树下休息。她看到天空出现异象，就想飞上云端一看究竟。由于起身匆忙，仙子随身携带的一条绿丝帕被挂在了树枝上。仙子将妖怪赶走后就径直回到了天宫，绿丝帕也就留在了人间。

一年后，那绿丝帕居然化作了一棵小树苗，次年又长大结出了人间从未有过的硬壳果子。因为是仙子离去时不小心挂在树枝上的绿丝帕所化，人们便把这种树叫作"离枝"，后来"离枝"就变成了"荔枝"。

荔枝，又名离枝，为无患子科荔枝属常绿乔木。全株高一般在10米以下；树皮灰黑色，小枝红褐色；小叶对生，叶上面深绿色，有光泽，下面粉绿色；花序顶生，花萼被金黄色短茸毛；果呈卵圆形至近球形，果皮幼时绿色，成熟时鲜红色。

荔枝喜欢高温、高湿的环境，但在不同的时期对生长条件有不同的要求，在我国主要分布于广东、福建和广西等地，四川、云南、贵州、台湾等地也有少量种植。

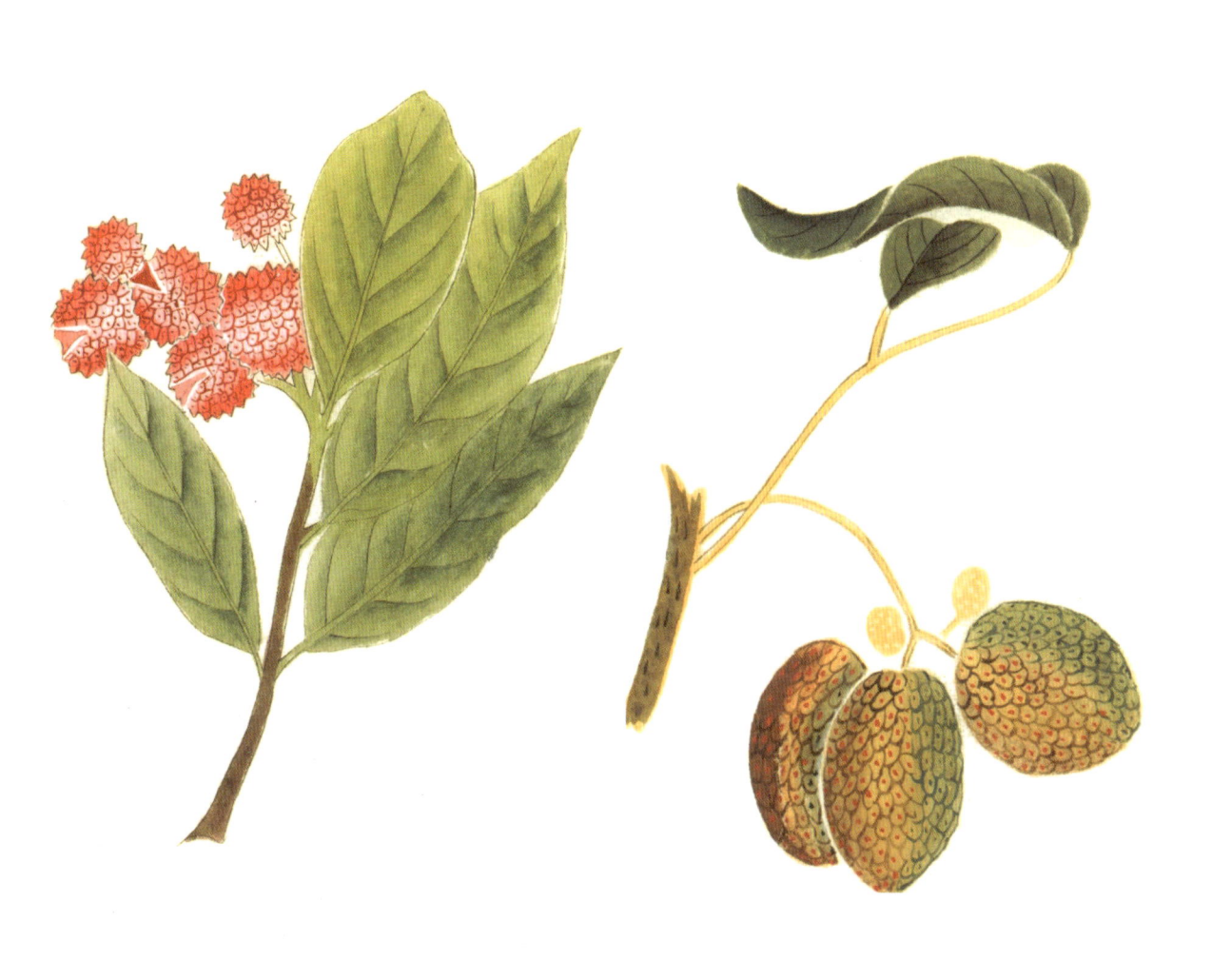

第六章 瓜果：酸甜爽口的瓜果

龙眼

甜甜的桂圆能健脑

别名 桂圆、益智果

分类 无患子科、龙眼属

习性 喜温暖、喜湿润、稍耐霜、惧寒

功效 安神、补血、补气

　　从前，大海边上的一个村子常遭海里恶龙的破坏。恶龙一来，必定杀人抢物，捣毁房屋，百姓深受其害。村子里有个叫白羽的年轻人，自幼失去父母，靠乡亲们的救济才长大。他看到乡亲们被恶龙折磨得痛苦不堪，就下决心要除了这祸害。

　　一天，白羽和乡亲们想到了一条妙计。他们先在海岸边挖了好多又大又深的洞用于藏身，然后在农历八月十五那天在海边摆满酒、肉、点心等。恶龙看到这样的场景，以为村民们怕了，特地拿东西来供奉它。于是，它幻化成人形，拿着肉，捧着酒，一顿大吃大喝，却不知酒和肉早已被下了毒。待恶龙毒发倒下后，白羽和乡亲们才从洞里出来，准备将恶龙彻底杀死。可他们刚一走近，恶龙突然腾空而起向他们扑来。白羽眼疾手快，用刀挡住了恶龙的攻击，随后和其斗在了一起。

　　最后，白羽将恶龙的眼珠挖出，打死了恶龙，自己也牺牲了。人们将白羽连同恶龙的眼睛一起埋在了

　　龙眼，又名桂圆、益智果，为无患子科龙眼属常绿乔木。全株高在10米左右；小枝壮实，被柔毛，有皮孔；小叶对生，革质，无毛；花序顶生或近枝顶腋生，多分枝，花瓣乳白色，外被微柔毛；果近球形，一般为黄褐色，也有灰黄色。

　　龙眼喜欢温暖、湿润的气候，喜光，稍耐霜冻，对土壤适应性强，生长于南亚热带地区，在我国主要分布于台湾、广西、广东、云南、贵州等地。

海边。不久后,白羽的坟墓旁长出了一棵树苗。一年后,树苗长大结了很多圆形的果子,那果子有着浅棕色的韧壳和白色通透的果肉,像眼睛一样,人们就把它叫作"龙眼"。因为白羽小名叫"桂圆",所以为了纪念他,龙眼也被叫作"桂圆"。

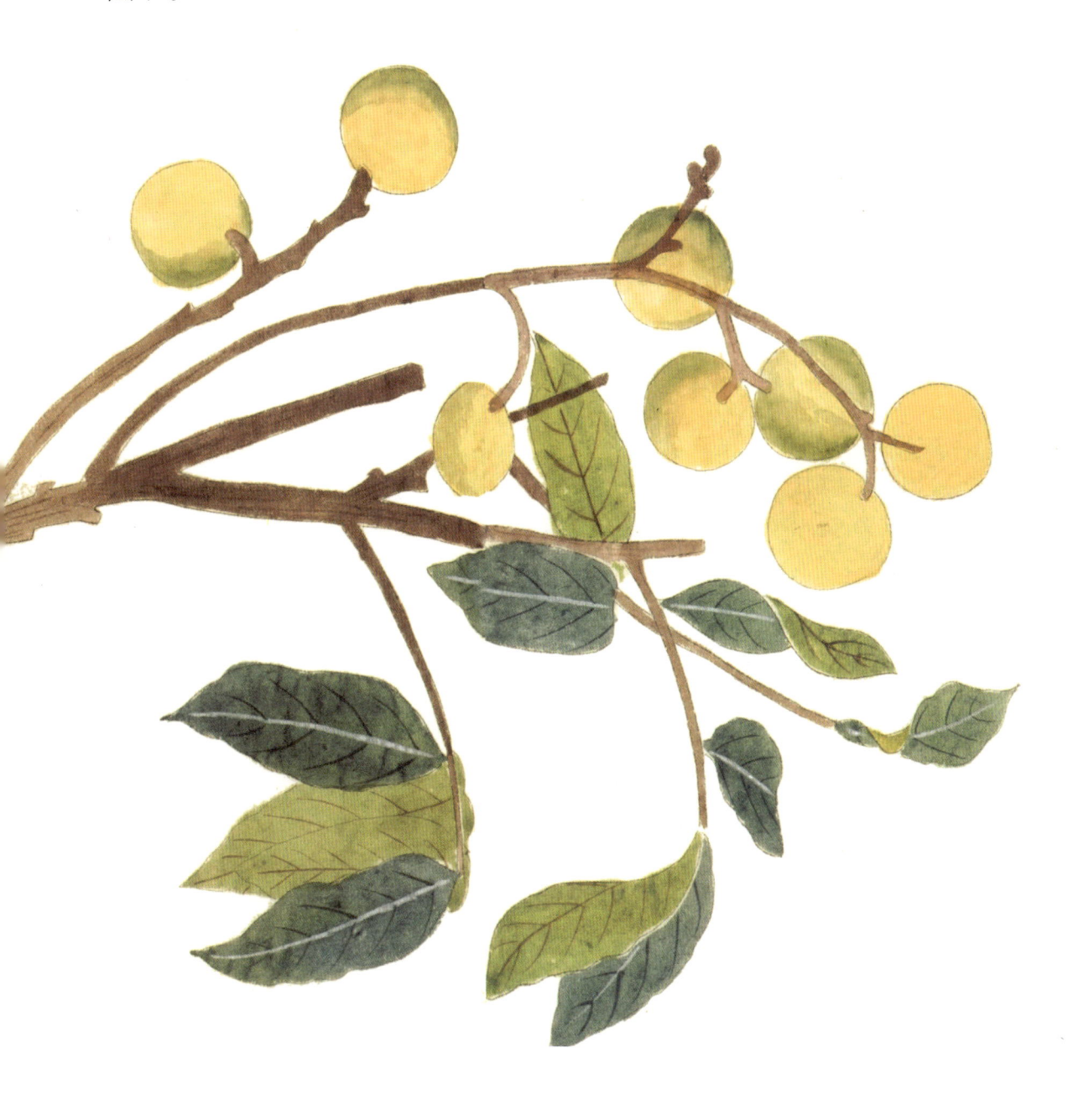

无花果

院子里"不开花"的果子

别名	蜜果、映日果
分类	桑科，榕属
习性	喜温暖、喜湿润、耐贫瘠、惧寒
功效	健脾胃，消肿解毒，止泻

相传，古时候有一个经验丰富的果农，他经过多年的研究，培植出了一种新品种的果树。那果树所结的果子不仅可以解渴止饥，还有治病养生的功效。

果农将这种果树大量培育，并把结的果子分给周围的乡亲们，人们吃了之后，身体愈发康健，精神也越来越好。不久后这件事被皇帝知道了，他下令让果农将果树全部移植到宫中，否则就要把果园毁掉。果农闻言心生一计，当晚趁着月色将果树的枝丫剪下送给乡亲们，第二天把一棵棵光秃秃的果树移植到了宫中。

后来，移植到宫中的树全部枯死了，而百姓家中的枝丫都长成了大树，还开出了芬芳的花朵，结了饱满的果子。浓郁的花香随着风的脚步飘到了宫中，皇帝这才知道自己被果农"骗"了，便派人将果农抓来严刑拷打，又把百姓家中的果树悉数砍毁。宫里的人走后，果农和乡亲们将地上的残枝捡起来，重新种在果园里，精心照料。

无花果，又名蜜果、映日果，为桑科榕属落叶灌木。全株高3～10米；树皮灰褐色，有皮孔，小枝粗壮，直挺；叶厚纸质，呈广卵圆形，表面粗糙，下面密生细小钟乳体及灰色短柔毛；花雌雄异株，雄花和瘿（yǐng）花（雌花特化而来的中性花）同生于一榕果内壁，雌花外形与雄花稍有不同，花均隐藏在囊状总花托里，不易被发现；榕果单生于叶腋，呈卵形或梨形，成熟时为紫红色或黄色。

无花果耐贫瘠和干旱，不耐寒和涝，喜欢温暖、湿润的气候和疏松、深厚的土壤，原产于地中海地区，今在我国南北均有种植，新疆南部为主要种植区。

日子一天天过去了，很快又到了果树要开花、结果的时候，但果农和乡亲们都很担心，害怕花香会再次将宫里的人引来，便在心里祈盼，若果树能够不开花直接结果就好了。果树似乎听到了他们的心声，之后果然没有开花就结出了果实。大家既惊奇又高兴，此后就把这种果树叫作"无花果"。

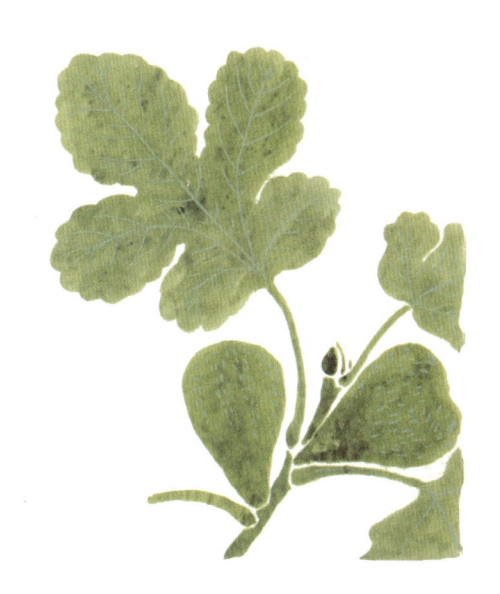

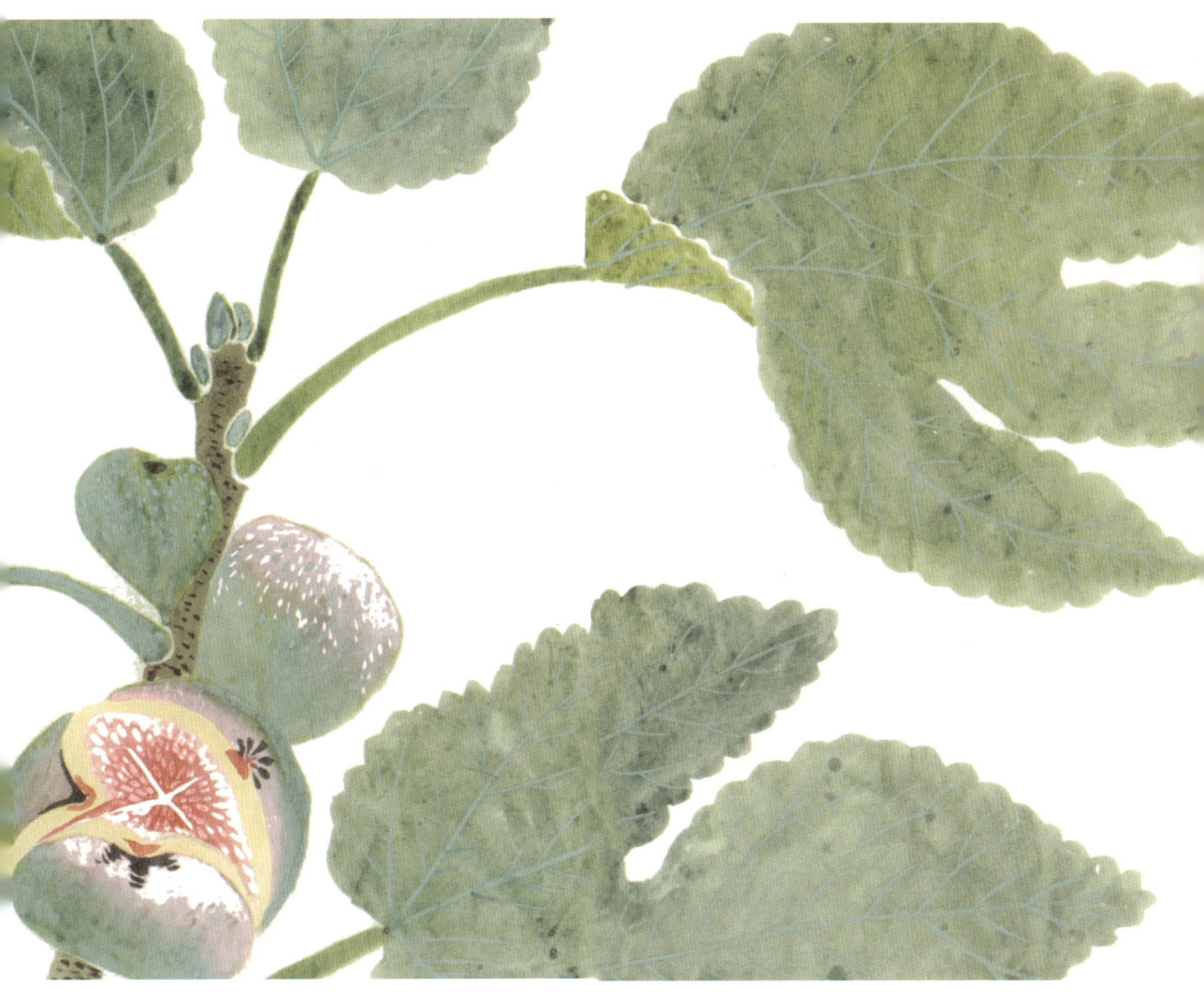

枳椇（zhǐ jǔ）
奇形怪状的拐枣

别名 拐枣、鸡爪树
分类 鼠李科，枳椇属
习性 喜温暖、喜湿润、耐寒，惧暴晒
功效 止渴，止吐，除烦

北宋著名文学家苏轼有一位同乡，名叫揭颖臣。揭颖臣特别爱喝酒，后来因长期喝酒而患病，饮食量大增，腹部胀痛，小便频繁。他看了很多郎中，吃了很多药都不见好，病情反而越发严重起来。苏轼知道这件事情后，就将自己认识的一位名医推荐给了这位同乡。那位名医诊断后，认为揭颖臣是酒精中毒，便以"枳椇子"为主药开了一副醒酒药方。揭颖臣按照此药方抓药吃了几次后，病情明显好转，后痊愈。苏轼就将这一事例记录在案，此后常向人推荐"枳椇子"作为醒酒药。

枳椇，又名拐枣、鸡爪树，为鼠李科枳椇属高大乔木。全株高10～25米；小枝黑紫色或褐色，有毛或无，有皮孔；叶呈宽卵形、椭圆状卵形或心形，厚纸质至纸质，上面无毛，下面沿脉或脉腋常被短柔毛或无毛；花两性，顶生或腋生，二歧式聚伞圆锥花序，花瓣呈椭圆状匙形，具短爪；浆果状核果近球形，外表无毛，成熟时棕褐色或黄褐色；种子暗褐色或黑紫色。

枳椇喜欢充足的阳光，耐阴、耐寒且稍耐霜冻，但不耐涝，在积水低洼地或长期过分湿润的土壤中长势较弱，多生长于山坡林缘、疏林、庭院等处，在我国西北、华北地区及南方各地均有种植。

第六章 瓜果：酸甜爽口的瓜果

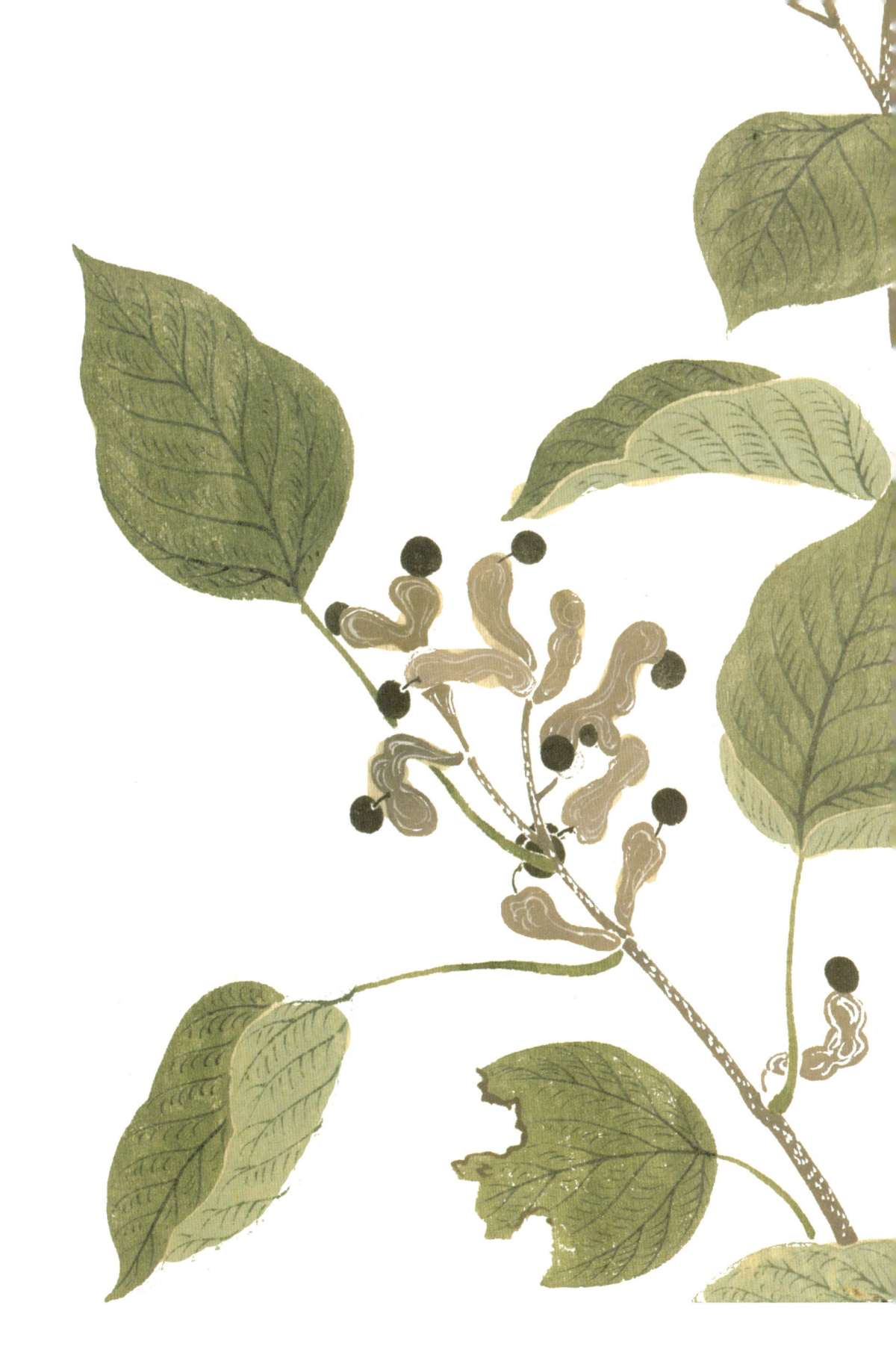

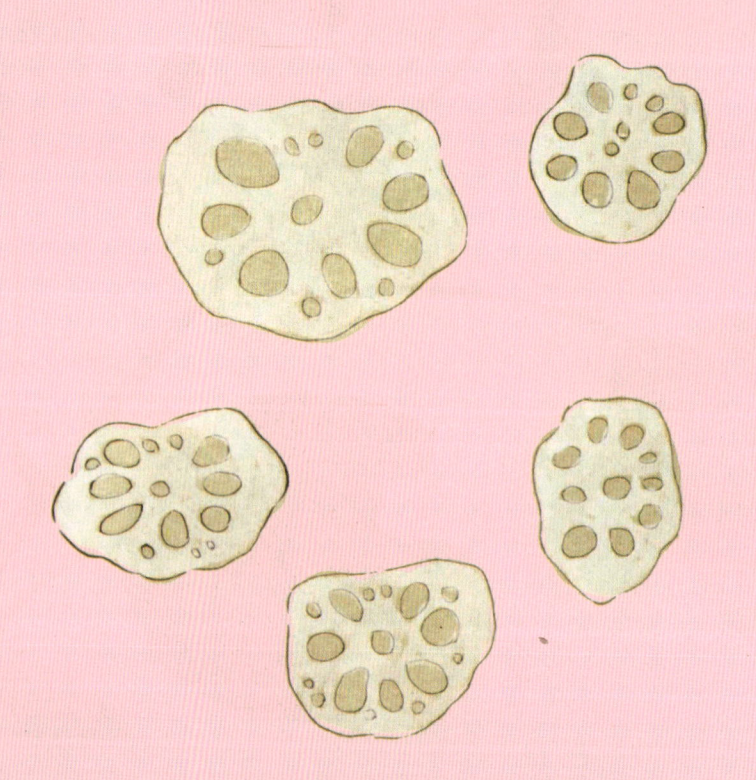

第七章

水果：长在水边的果实

莲藕

"出淤泥而不染"的莲藕

别名	蓉玉节、光旁、玉玲珑
分类	莲科,莲属
习性	喜温暖、喜湿润、喜水,不耐霜冻
功效	健脾胃,清热,凉血,散瘀

相传很久以前,莲本没有地下茎。

那时候,在一个四周都是莲池的地方生活着一对恩爱的小夫妻,妻子叫作欧莲,丈夫叫作玄逸。夫妻俩都爱莲,常在屋前的莲池边上互诉衷肠,对月吟唱。有一年,朝廷征兵打仗,玄逸去当了兵。自丈夫离去后,欧莲整日在家担惊受怕,以泪洗面,人整整瘦了一圈。终于,仗打完了,当兵的人也都陆陆续续地回家了,但欧莲左等右等却不见丈夫回来,最后被告知丈夫已经死在了战场上。

欧莲悲痛欲绝,一病不起,最终离开了人世。由于仍惦记着丈夫,欧莲的魂魄在莲池中迟迟不肯离去。池中的莲花仙子被欧莲感动,遂将玄逸的魂魄也引到了莲池中,让夫妻二人得以团圆。后来,欧莲和玄逸便化作了藕,生生世世拥于莲下,即使被砍断了,也依然丝丝相连。

从此之后,莲才有了藕。

莲藕,又名蓉玉节、光旁、玉玲珑,为莲科莲属植物莲肥大的地下茎。莲叶即荷叶,大型单叶,长柄,近圆形,绿色;莲花即荷花,单生,多瓣,通常为粉白色;果为莲子,小坚果,嵌生于莲蓬内。

莲藕喜温、喜光,不耐阴,抗风性弱,适合在炎热、多雨的环境生长,培育地主要在沼泽地。

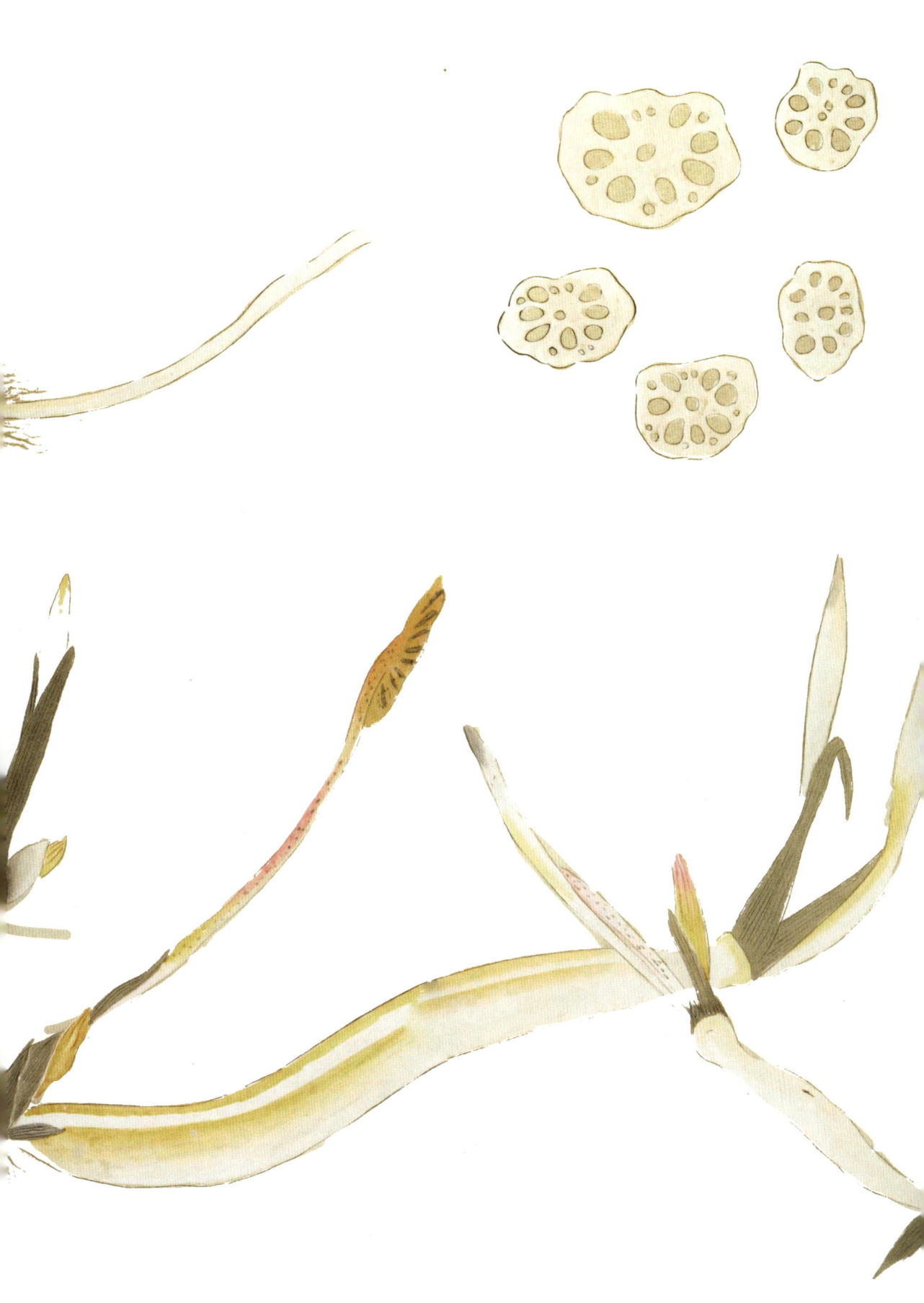

第七章 水果：长在水边的果实

芡（qiàn）实
长在水里的鸡头米

别名 鸡头米、卵菱、雁喙（huī）实
分类 睡莲科，芡属
习性 喜温暖、喜湿润，不耐霜冻和干旱
功效 强肾健脾，止泻，除湿

古时候，南方一个村子里有一个叫作倩雅的妇女，丈夫早前干活时不小心摔死了，家中还有一双儿女和一个年迈的老母亲。

有一年，多地闹饥荒。倩雅一个人养活孩子和老人本就十分吃力，饥荒一来更是招架不住，但她不能眼睁睁地看着孩子和婆婆饿死，因此常常天没亮就出去找食物。野菜、树根、蚯蚓，只要是能吃的东西，倩雅都带回家里。

靠着这些食物，倩雅和孩子、婆婆都没有被饿死。但由于吃的东西没有经过仔细处理，他们常常肚疼腹泻。

这一天，家里的食物吃完了，倩雅只好再次外出寻找吃的东西。她走啊走啊，发现近处的食物都被人找光了，只好到更远的地方去。倩雅来到一条河边，因体力不支晕了过去。她醒来时正是傍晚，借着微弱的月光，她看见水面上似乎有好几只野鸡一样的动物站立着。她赶忙起来揉了揉眼，仔细一看，原来是几

芡实，又名鸡头米、卵菱、雁喙实，为睡莲科芡属一年生水生草本植物芡的成熟果实。芡的叶有茸毛；花紫红色花后结浆果，果呈球形，果皮深紫红色。花期7—8月，果期8—9月。

芡喜温暖、湿润，不耐霜冻和干旱，生于湖沼池塘，在我国南北各地均有分布。

株形状像鸡头的水草。倩雅就采了一些这水草,准备回去煮着吃。"鸡头草"煮好后,倩雅将其切开,发现里面有好多饱满的果粒。她随手拿了一颗放进嘴里,觉得味道甚佳,比野草和树根好吃。一家人吃了这果粒之后,肚疼腹泻的毛病也好了。

倩雅一家就靠着这果粒度过了饥荒。后来人们得知了倩雅的故事后,就将那果粒叫作"芡(倩)实"。

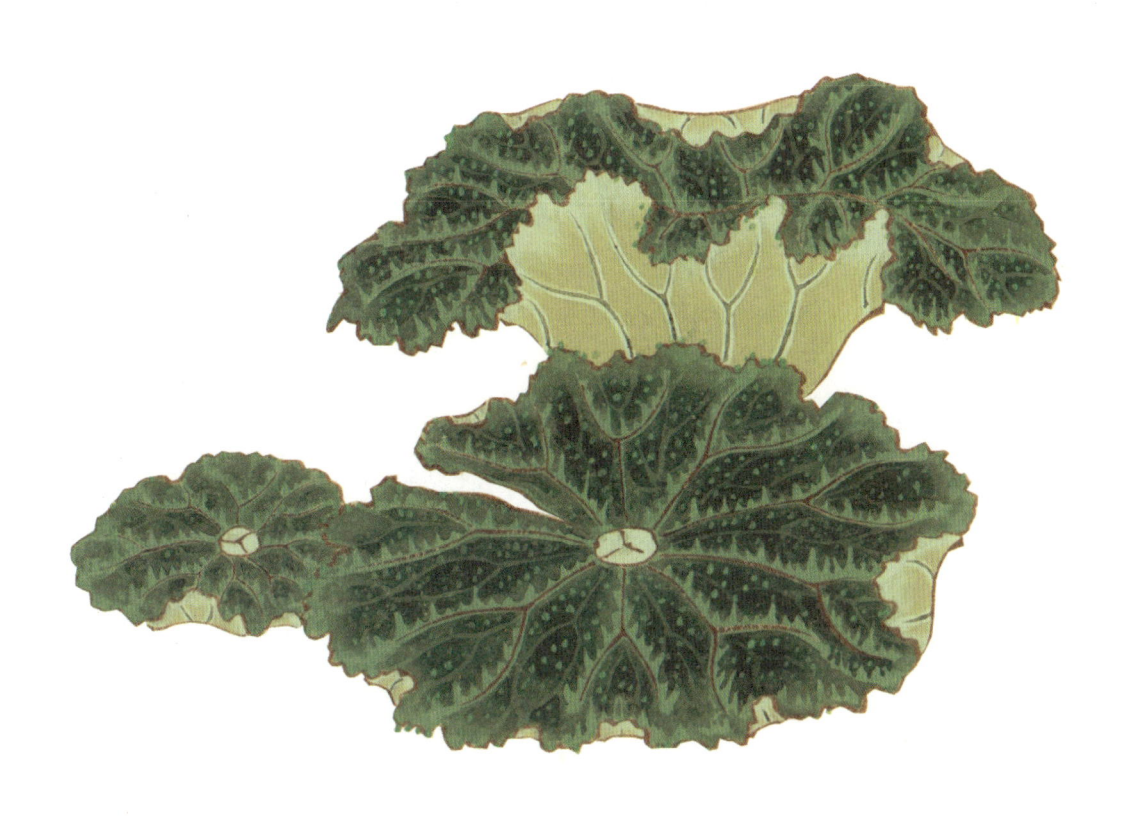

芰（jì）实
皮脆肉美的菱角

别名	菱角、腰菱、菱实
分类	菱科，菱属
习性	喜温暖、喜湿润，喜光，不耐霜冻
功效	解暑，止渴，解酒

　　芰实有一个品种叫作馄饨（hún tun）菱，又名南湖菱、元宝菱，是浙江嘉兴的特产，之所以叫这个名字，是因为其没有角，形似馄饨。

　　关于馄饨菱为何没有角，其中还有一段有趣的故事。

　　相传，乾隆帝有一次南下来到了嘉兴南湖。嘉兴的百姓初见天颜，非常兴奋和激动，都拿着当地的特产请乾隆帝品尝。侍卫们将百姓拦在门外，只挑了几样东西呈给了乾隆帝，其中有一样就是菱角。乾隆帝见这菱角外形奇特，便拿起一个品尝，谁知一不小心被菱角的尖角刺到了嘴唇。乾隆帝也不生气，只是随口说了一句："要是这小小的菱角不长角就好了。"

　　第二年，又到了采菱角的季节，嘉兴的百姓惊奇地发现，菱角竟然真的应了皇上的金口玉言，没有再长角。

　　芰实，又名菱角、腰菱、菱实，为菱科菱属一年生浮水或挺水草本植物菱的果实。菱的叶浮在水上，光滑无毛，上面深绿色，有光泽，下面绿色或紫红色，有短毛；花单生，花瓣白色；果有多种形态，如二角、三角、四角、无角，一般称二角为菱，三角、四角为芰，果幼时表皮紫红色，老熟时紫黑色。

　　菱喜温暖、湿润，不耐霜冻，一般生长于温带气候的池塘、沼泽等中，在我国南方尤其是长江下游太湖地区和珠江三角洲一带普遍种植。

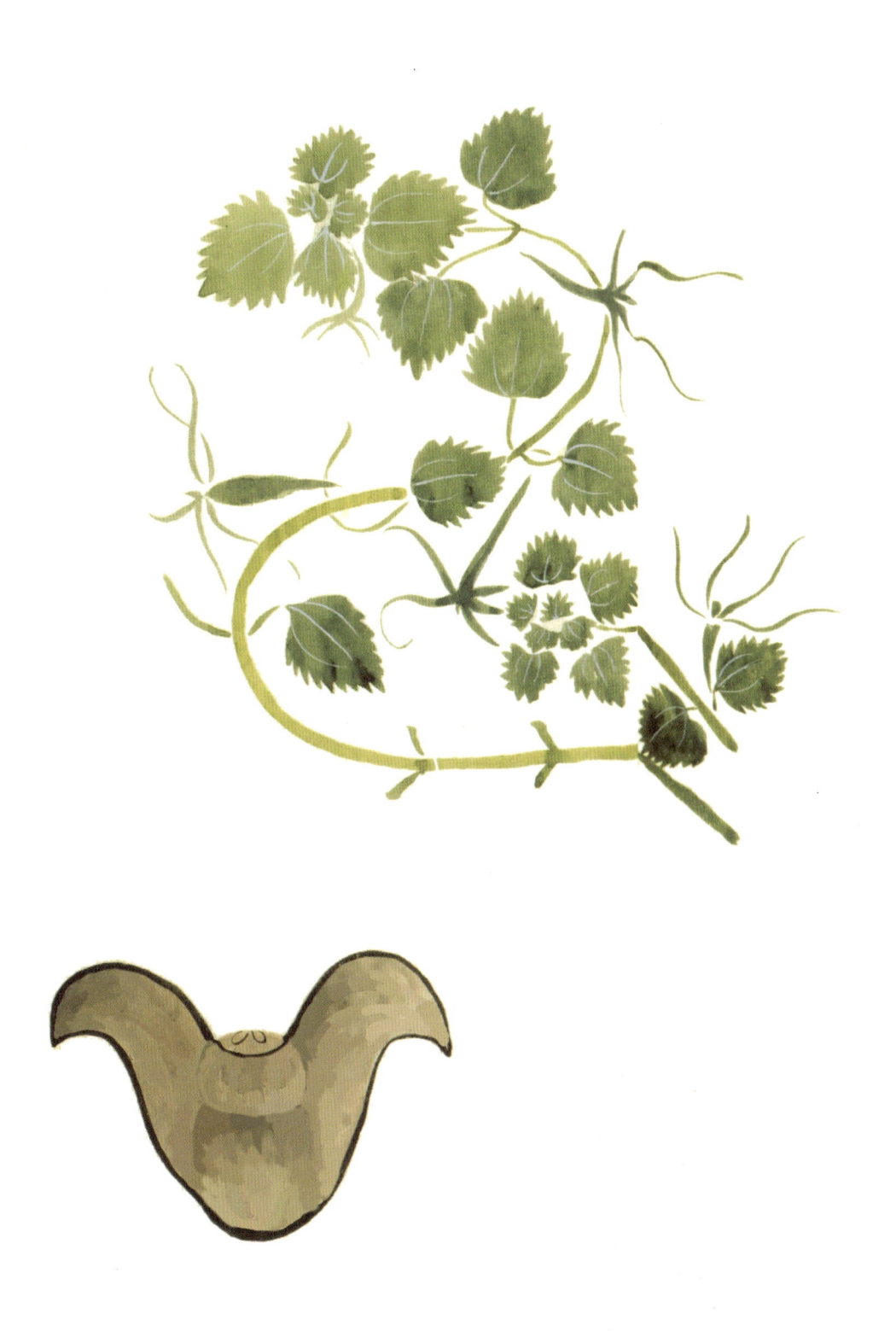

第七章 水果：长在水边的果实 | 115

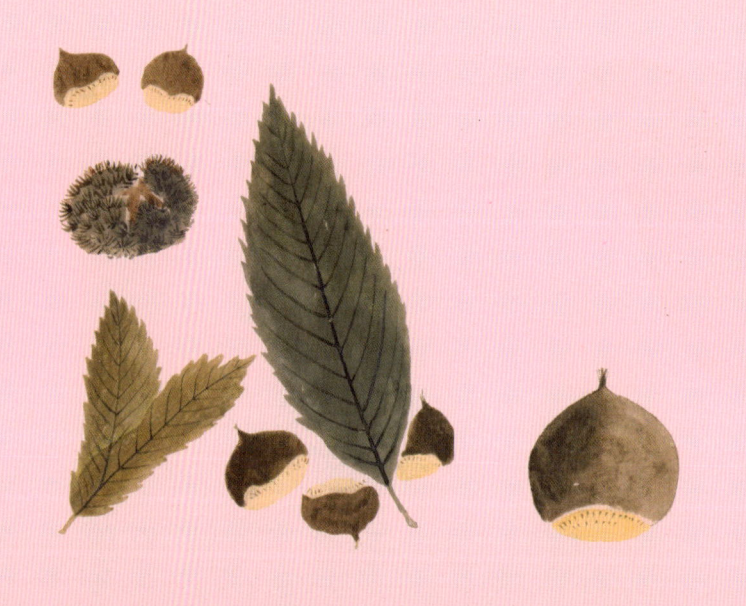

第八章

味果：带来别样味道的果实

花椒（jiāo）
吃起来麻麻的花椒

别名：山椒、秦椒
分类：芸香科，花椒属
习性：喜温暖，喜湿润，不耐水涝
功效：温中散寒，止痛，止泻

花椒为什么也被叫作"秦椒"呢？据说和秦始皇有关。

相传，秦始皇对食物十分挑剔，宫里的御厨总是不能做出符合他口味的饭菜。每到为秦始皇做饭时，厨师个个如临大敌，渐渐地，再也没有人敢主动站出来给秦始皇做饭了，只好实行轮流制。这一天，刚好轮到一个新厨师，他非常害怕，也十分痛恨秦始皇，便在做饭前出去透透气。突然，他看到一棵长着红红小果子的植物，便随手抓了一颗小红果放进嘴里，只觉嘴中很麻。他心想，这果子倒是奇怪，于是偷偷摘了几颗放在了袖子里。

新厨师做菜时，袖子中的果子掉进了菜里，直到菜已被端走他才发现。他战战兢兢地等着被罚，谁知秦始皇竟觉得菜味道奇特，十分可口，问他放了什么东西。新厨师如实回答，说只多了几颗红色野果。秦始皇听后便说："这果子产在秦国，又是野果，就叫

花椒，又名山椒、秦椒，为芸香科花椒属落叶小乔木。全株高3～7米；茎枝有刺；叶对生，下面有柔毛及红褐色斑纹；花序顶生或生于侧枝顶；果深红色至紫红色。花期4—5月，果期8—10月。

花椒喜阳，耐旱，适应性强，在我国各地均有种植。

它秦椒吧。"

此后，秦始皇下令厨师做菜时都要放点秦椒，秦椒也因此成为专门的调味品而逐渐被人们熟知。

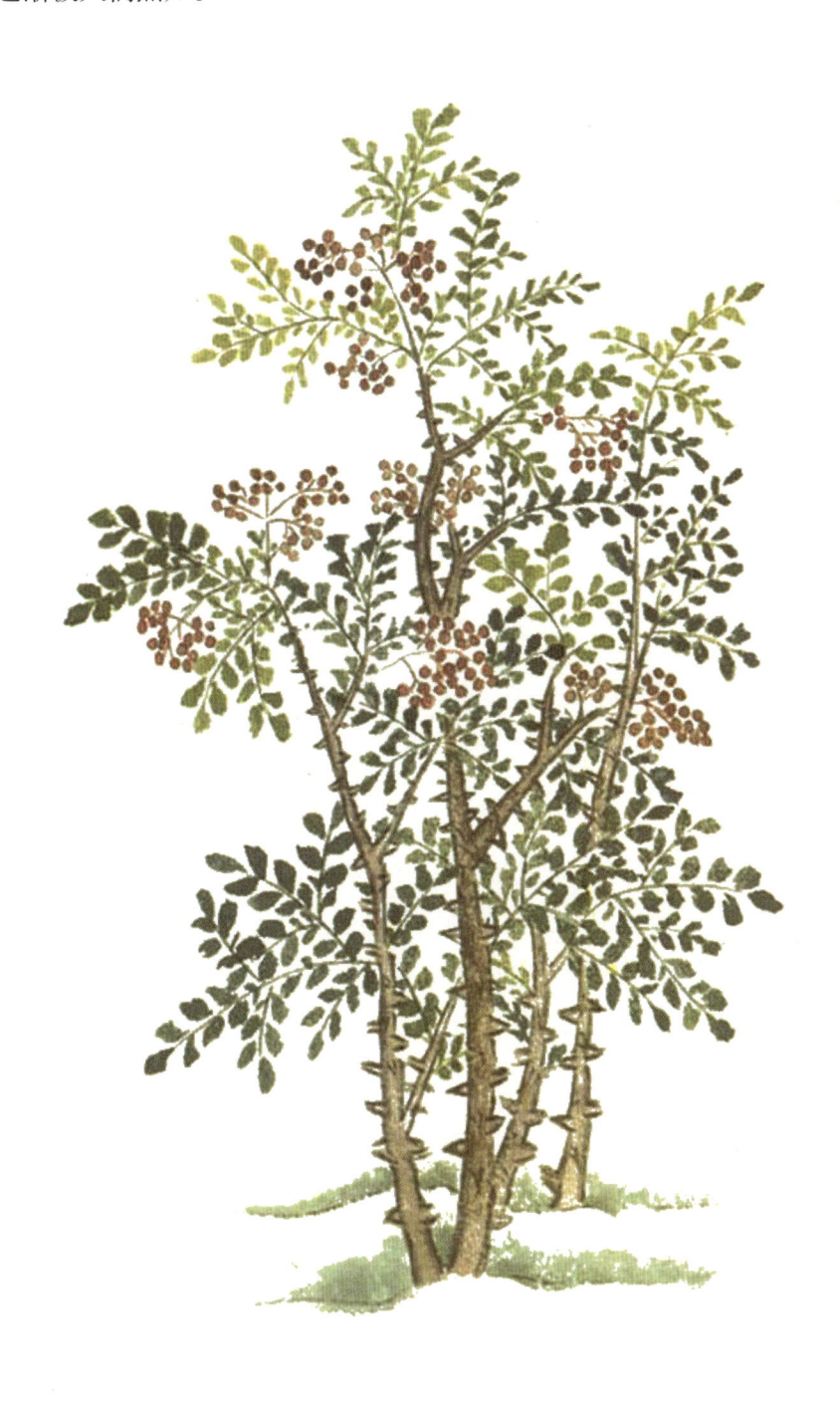

崖椒

长在悬崖峭壁上的花椒

别名	青花椒、野椒、天椒
分类	芸香科，花椒属
习性	耐贫瘠，惧涝
功效	温中止痛，除湿止泻

很久以前，长江边上住着一户人家，家中有个女孩名叫椒思。椒思是家中最小的孩子，但是非常懂事，很会照顾人。有一年，椒思的父母、哥哥、姐姐都得了一种罕见的病，常觉腰冷脚软、腹内不适。

由于家中不宽裕，没有钱请郎中，椒思就自己查医书，上山采药，为家人治病。时间很快过去了一个月，但家人的病情并没有好转。椒思不禁有些泄气，但她并未放弃，还是不停地采药、配药、熬药。

终于，椒思的行为感动了山神。山神化作一个白胡子老人找到正在采药的椒思，告诉她山顶的悬崖上有一种青果树，它的果子可以治她家人的病。不过悬崖周围地势险要，还有不少毒蛇猛兽，想要摘到那果子并不容易。椒思听了之后一点也没有害怕，拜谢了老人后就径直向山顶走去。

山神被椒思的胆魄和她对家人的爱再次打动，就在暗中保护椒思，使其顺利拿到了青果。椒思回到家后，将青果晒干后研碎，放入食物中喂给了家人，家

崖椒，又名青花椒、野椒、天椒，为芸香科花椒属灌木。全株高1～2米；茎枝有短刺，无毛；树皮暗灰色；叶有极小的细短毛，叶缘有细裂齿；花小而多，花瓣为黄白色或浅青色；果晒干后变为褐黑色或苍绿色，内果皮可食用。

崖椒喜欢温暖、湿润的环境，耐寒和旱，不耐涝，抗病能力强，多生长于岩石旁、山林、灌丛等地。

人吃后病情逐渐好转了。

然而不久后，村里越来越多的人得了和椒思家人一样的病，他们都依照椒思的指点到悬崖采青果。但没有山神的庇护，他们不是摔死就是被毒蛇猛兽咬死。椒思见状，决定自己去采青果救乡亲们。可这一次，她到了之后，发现青果树已经不见了。这时，白胡子老人又出现了，告诉她："必须付出代价。"椒思问代价是什么，老人没有说话，椒思也不再多问，直接说道："不管是什么，我都愿意付出。"话音刚落，椒思就化作无数亮点散落满山遍野。不久后，那些亮点掉落的地方就长出了一棵棵青果树。

乡亲们吃了椒思化作的青果后，病都好了。为了感念椒思的恩情，他们将那果子起名为"崖椒"，意为崖上的椒思。

胡椒
一闻就打喷嚏的胡椒粉

别名	白胡椒、黑胡椒
分类	胡椒科，胡椒属
习性	喜高温，耐寒
功效	益气，化痰，开胃

相传，张骞初到大夏国时，因奔波劳累再加上水土不服，时常呕吐、腹泻，没有什么食欲。

大夏国的国王知道后，就让厨师专门为张骞做了几道具有大夏风味的中原菜肴。久在异国他乡，看到家乡的食物，张骞非常感动，也有了些食欲。他夹了一口菜放入嘴中，觉得味道虽和家乡的不太相同，但也十分美味。

接连吃了几天后，张骞觉得自己的身体似乎没那么难受了，食欲也好了起来，便不禁对那些菜的做法产生了好奇。于是，他把专门为自己做饭的厨师找来，问厨师都在菜中加入了什么特别的东西。厨师告诉他，除了一些大夏国特产的蔬菜外，还有一种调料，叫作椒。这椒不仅可以使饭菜香麻爽口，也对肠鸣腹泻有很好的缓解作用。

张骞将厨师的话牢牢记在了心里，想着一定要把椒带回家。临走时，当大夏国国王要送给张骞礼物时，张骞便开口要了椒。由于它是来自西域的，因而被称为胡椒。

胡椒，又名白胡椒、黑胡椒，为胡椒科胡椒属木质攀援藤本。茎枝、叶片无毛；花为淡黄色或淡绿色，一般雌雄同株，花药呈肾形；浆果呈球形，成熟时红色，未成熟时绿色，干后变为黑色。

胡椒耐热、耐旱，抗风、抗寒，不耐水涝，需要良好的光照，多生长于隐蔽的树林中，在我国南方的部分地区有种植。

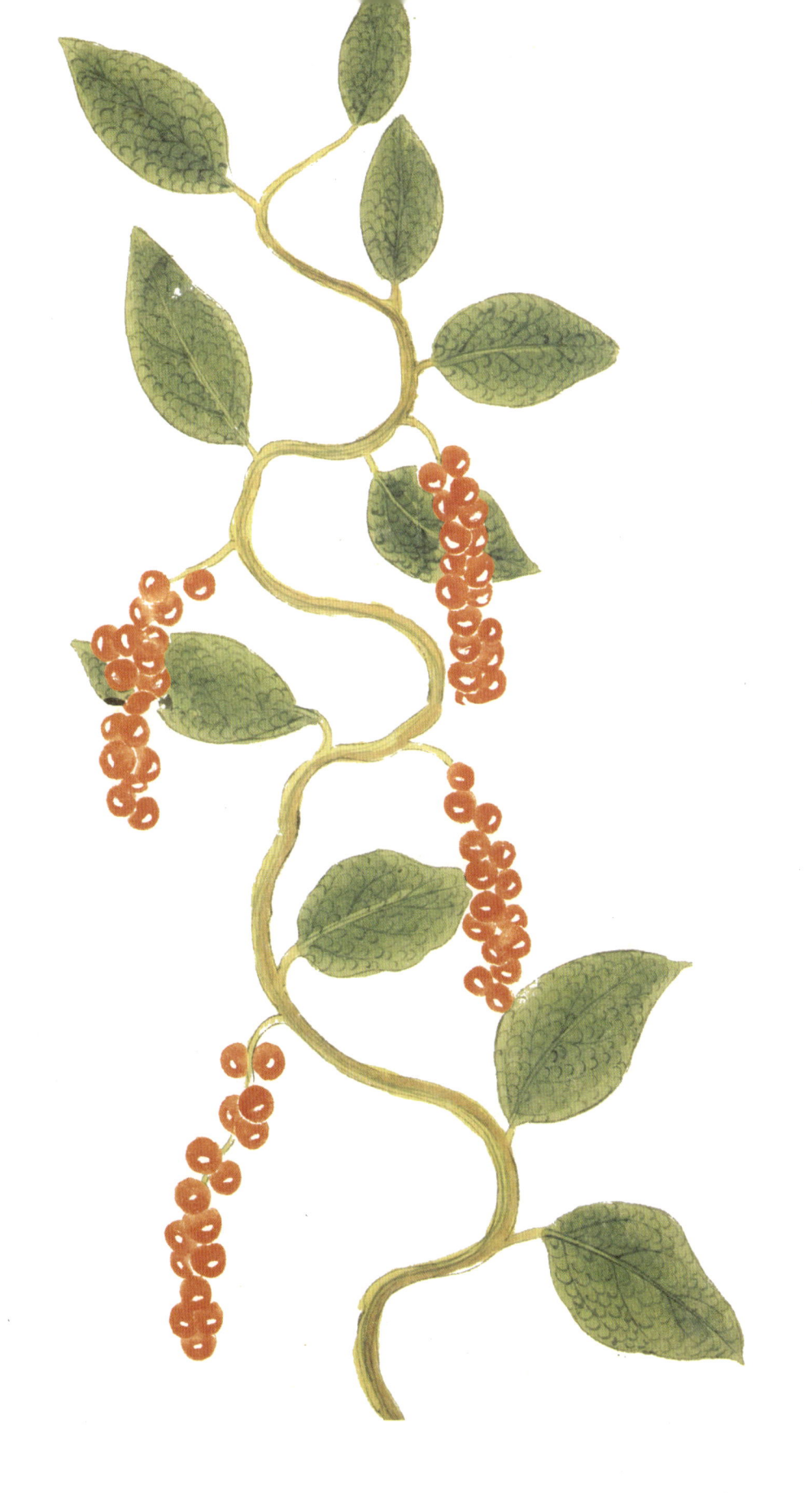

第八章　味果：带来别样味道的果实 | 123

栗

香香甜甜的板栗

别名	板栗、风栗
分类	壳斗科，栗属
习性	适应性强，耐贫瘠
功效	补气，止鼻血

古时候有个叫武周的人，他从出生起就患有腰脚软弱无力的病症，一旦发病，就会突然倒地，不能行走。武周的母亲带他看了好多郎中，都没能治好。

一次，武周和小伙伴玩耍时，偶然到了一处野外的林子里。当时正值丰收的季节，林子中的果树结满了果子。武周在一棵树下玩时，看到一颗全身带刺的果实。他用树枝拨弄、敲开，发现金黄色的果仁。武周将剥开的果仁放入口中，发现它口感偏硬，细细品味，竟带一丝清甜，很是好吃。此后，武周经常到那林子里捡那果子吃。后来，武周的母亲发现儿子很久没有发病了，就带儿子找郎中看了看。没想到，郎中却说武周的病已经全好了，还问武周吃了什么药。武周就将自己一直吃那种果子的事说了出来。郎中到那林子看过后，才知那果子是栗子。

栗，又名板栗、风栗，为壳斗科栗属植物。栗大多是落叶乔木，少量为灌木。全株极高；叶上面无毛，边缘呈锯齿状；花雌雄同株，花瓣多为黄色；果呈球形，外生刺，果壳斗大，果仁可食用。

栗喜光，耐旱，稍耐涝，对土壤适应性强，对有害气体抗性强，主要分布于我国北京、河北、辽宁、山东、河南等地。

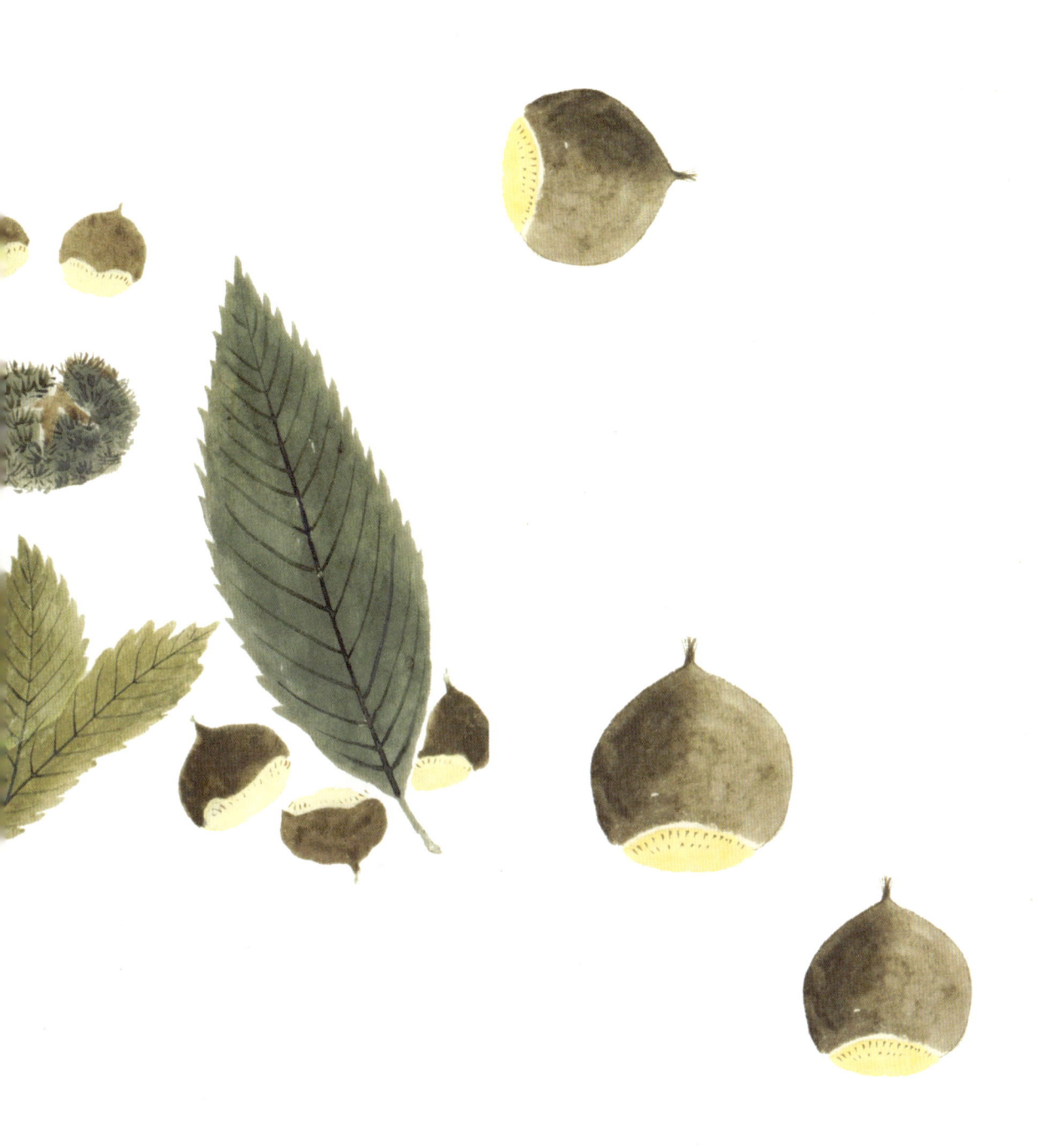

第八章　味果：带来别样味道的果实 | 125

吴茱萸（zhū yú）

味道怪怪的小红球

别名 漆辣子、茶辣

分类 芸香科，吴茱萸属

习性 喜温、喜光，惧寒

功效 散寒止痛，降逆止呕，止泻

春秋战国时期，吴国弱小，其邻国楚国强大，因此吴国每年都要向楚国进贡。

当时，吴国有一种特产草药，名叫吴萸，有散寒止痛、降逆止呕的功效。吴王听说楚王有肝胃虚寒的顽疾，就特地让使者将吴国上等的吴萸呈给楚王。可楚王不识，认为吴王故意用不值钱的草来糊弄自己，就让人将吴国使者轰了出去。

楚国的一位朱姓郎中恰好与这位使者相识，又颇懂药理，便把吴国使者接到了自己家中，好言宽慰，并让其将吴萸留了下来。次年，楚王痼疾再犯，腹痛难忍，呕吐不止，吃了不少药都没有什么效果。朱郎中看时机已到，就托人将吴国使者留下的吴萸交给宫中负责为楚王看病的人。楚王喝了用吴萸煎的汤，很快肚子就不疼了，腹泻也止住了。楚王非常高兴，要大赏朱郎中。朱郎中为人正直，趁机将这药的来历告知了楚王。楚王听过后，随即差人向吴国赔礼道歉，并要来一些吴萸种子，在楚国广泛种植。

吴茱萸，又名漆辣子、茶辣，为芸香科吴茱萸属小乔木或灌木，通常分大花吴茱萸、中花吴茱萸和小花吴茱萸等几个品种。全株高3～5米；嫩枝暗紫红色，有茸毛或疏短毛；叶两面均有茸毛；花序顶生，花小而多，通常为粉红色；果暗紫红色，未成熟的果晒干后即为中药吴茱萸。

吴茱萸喜温、喜光，不耐涝，对土壤要求不严，在房前屋后、路边、坡地均可生存，我国各地均有种植。

几年后,楚国很多人染上了腹痛、腹泻的病症,楚王下令采集吴萸救治百姓,使不少人幸免于难。后来,百姓为感谢朱郎中,就将吴萸改叫为"吴茱(朱)萸"。

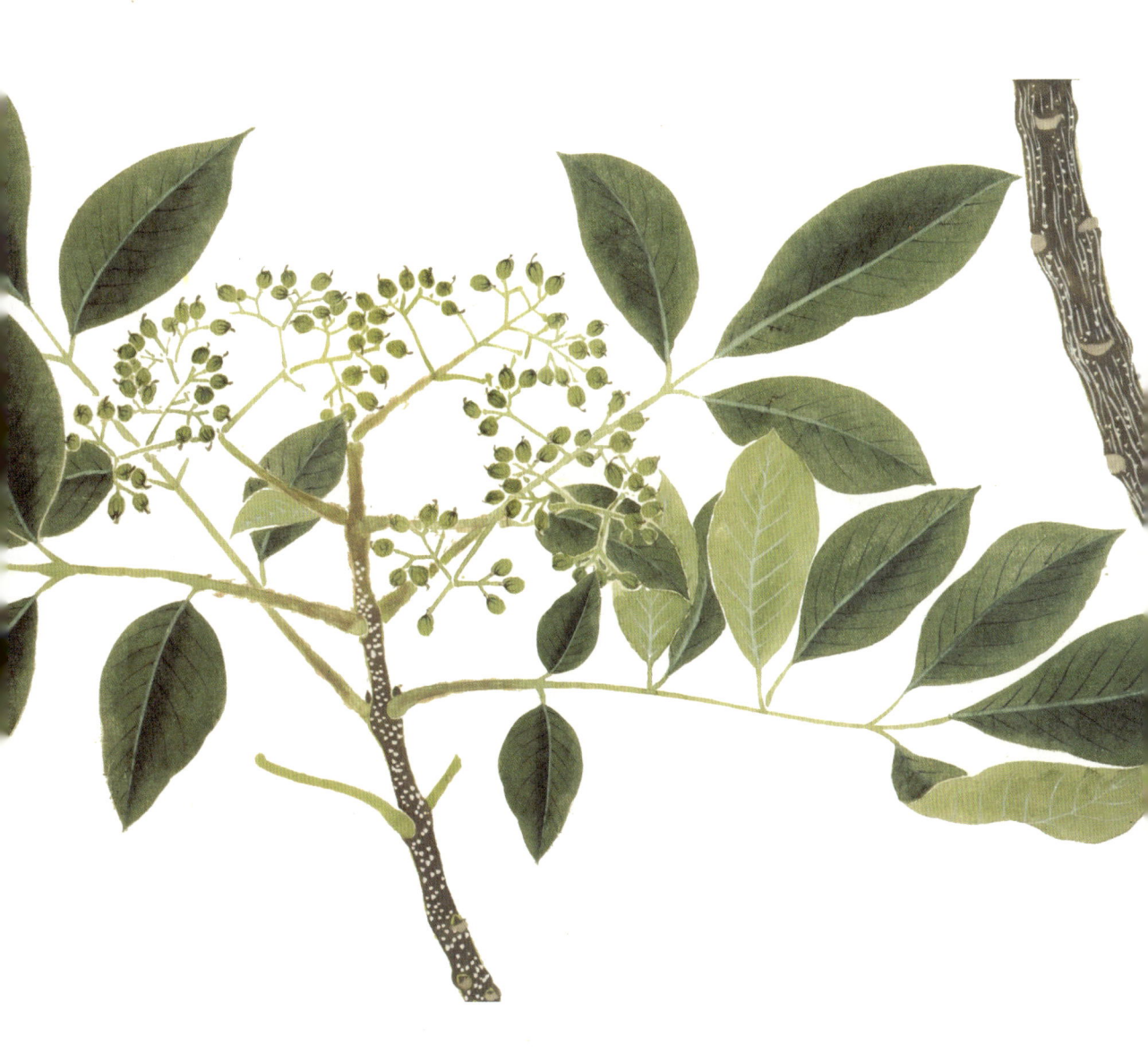

图书在版编目（CIP）数据

《本草纲目》里的博物学 . 繁花与果实 / 余军编著 . -- 贵阳 : 贵州科技出版社 , 2025.3. -- ISBN 978-7-5532-1240-1

Ⅰ . R281.3-49

中国国家版本馆 CIP 数据核字第 2025B3Z357 号

《本草纲目》里的博物学：繁花与果实
《BENCAOGANGMU》LI DE BOWUXUE : FANHUA YU GUOSHI

出版发行	贵州科技出版社
地　　址	贵阳市观山湖区会展东路 SOHO 区 A 座（邮政编码：550081）
网　　址	https://www.gzstph.com
出版人	王立红
责任编辑	伍思璇
封面设计	仙　境
经　　销	全国各地新华书店
印　　刷	河北鑫玉鸿程印刷有限公司
版　　次	2025 年 3 月第 1 版
印　　次	2025 年 3 月第 1 次
字　　数	691 千字（全 6 册）121 千字（本册）
印　　张	48.5（全 6 册）
开　　本	787 mm×1092 mm　1/16
书　　号	ISBN 978-7-5532-1240-1
定　　价	198.00 元（全 6 册）